「しつこい疲れ」が
スッキリ消える

図解

すごい！休息術

「鍼灸Meridian烏丸」院長
中根 一
Nakane Hajime

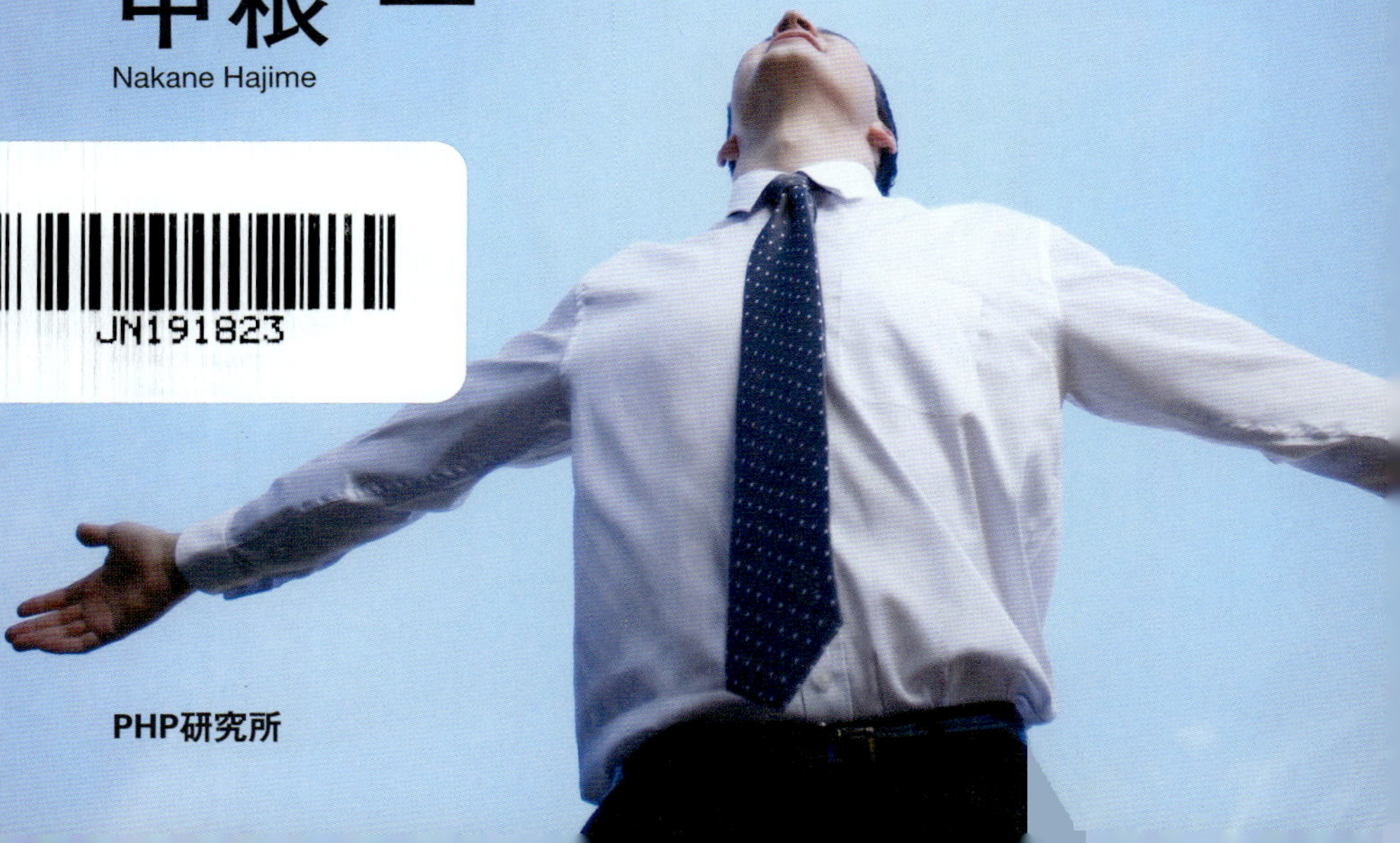

PHP研究所

「疲れ」は活動の副産物。放置すると体のなかに蓄積され、病気をつくりだす！

最近、疲れやすくなった――と感じている皆さん。

そもそも、疲れとは何だと思いますか？

答えは、「活動の副産物」。活動のたびに発生し、「そろそろ休んでください」とサインを発します。

ところが困ったことに、そのサインにすぐ対応する人は少数派。忙しく働く現代人は、休みを後回しにして、疲れを無視しがちです。

これは西洋医学的にいえば、「自律神経」のうちの「交感神経」ばか

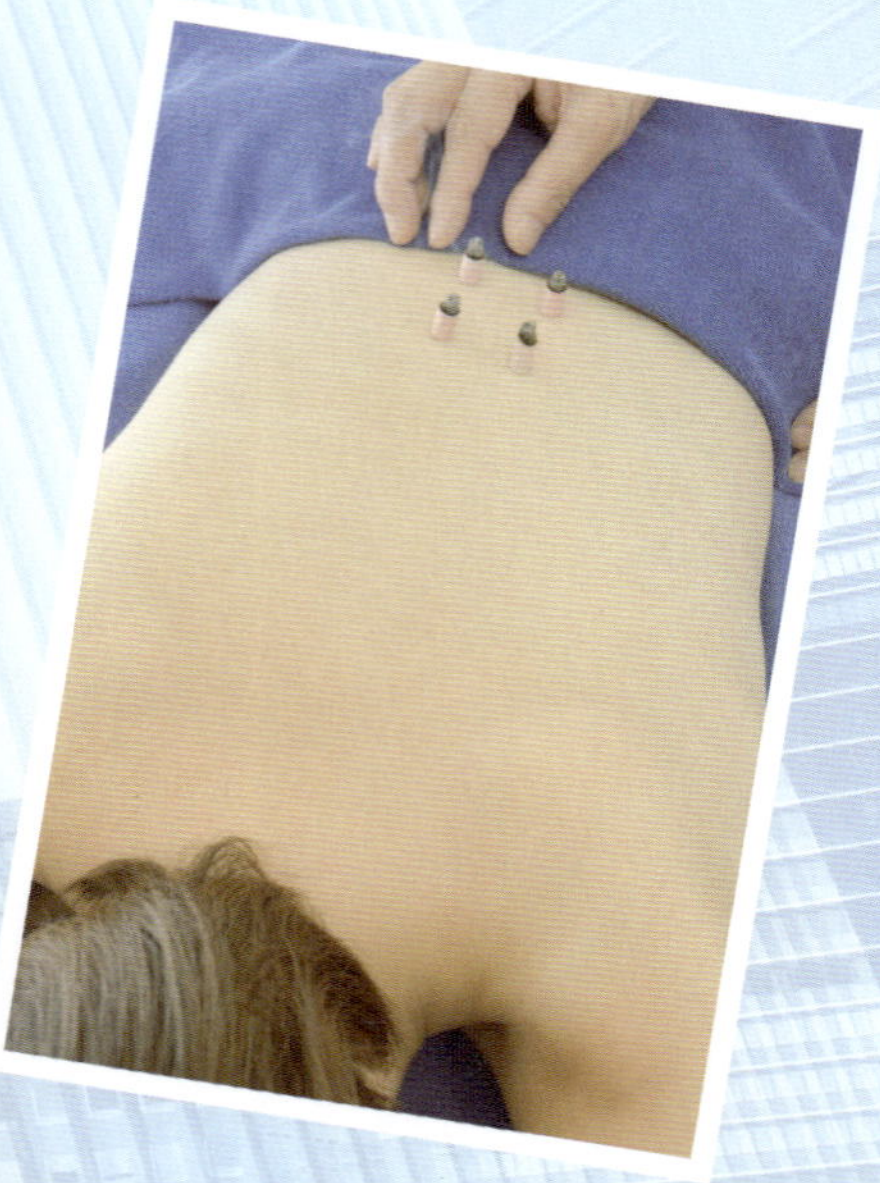

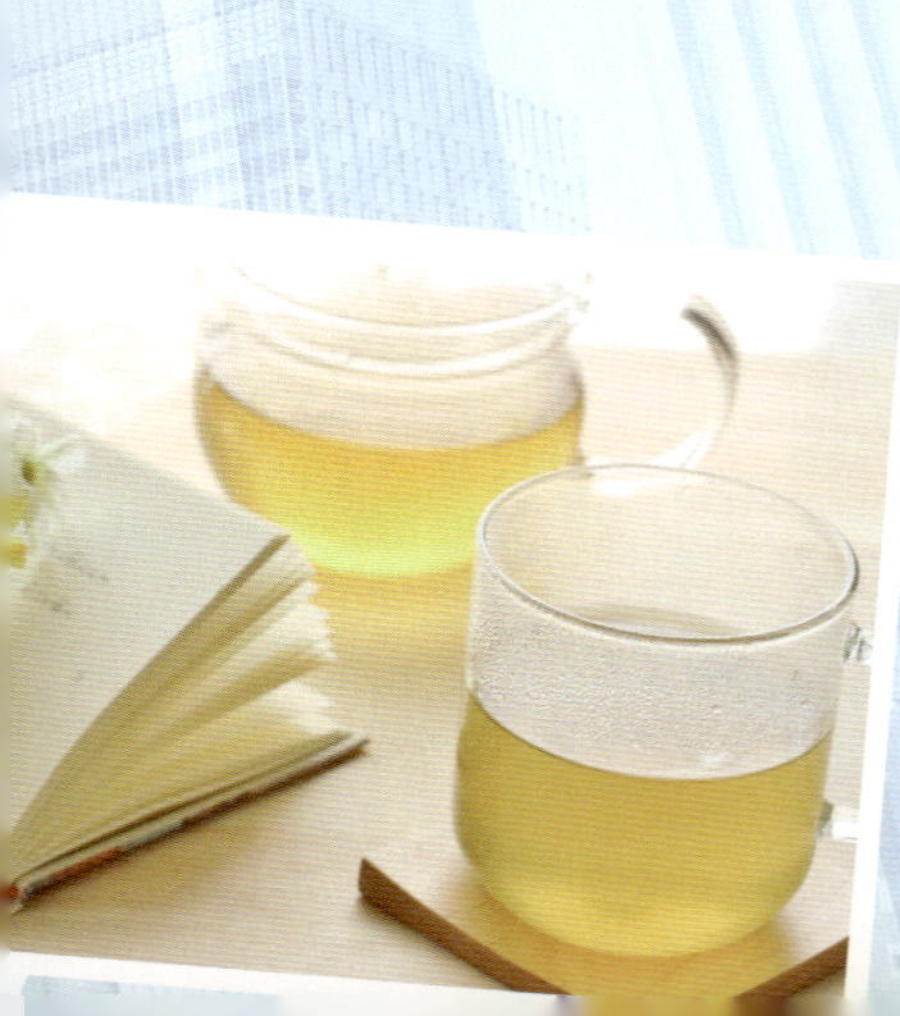

りが優位になっている状態です。常時活動モードで、リラックスしていないのです。

これはとても危険な状態です。３６５日、ずっと活動的でいられる人などいません。**疲れを放置すれば、いつかダムが決壊して、生活習慣病や「うつ」など、心身両面での病気を引き起こす可能性大です。**

「活動的なのは良いこと」と思い込んでいる現代人は、その危険性に気付いていません。

この本では東洋医学の立場から、疲れを取り除く知恵を伝えたいと思います。忙しくても、小さな休息でサッと体をケアする方法をお教えしましょう。

ムリせず、自然に、簡単に――健《すこ》やかさを取り戻す49のワザ、身につけてみませんか？

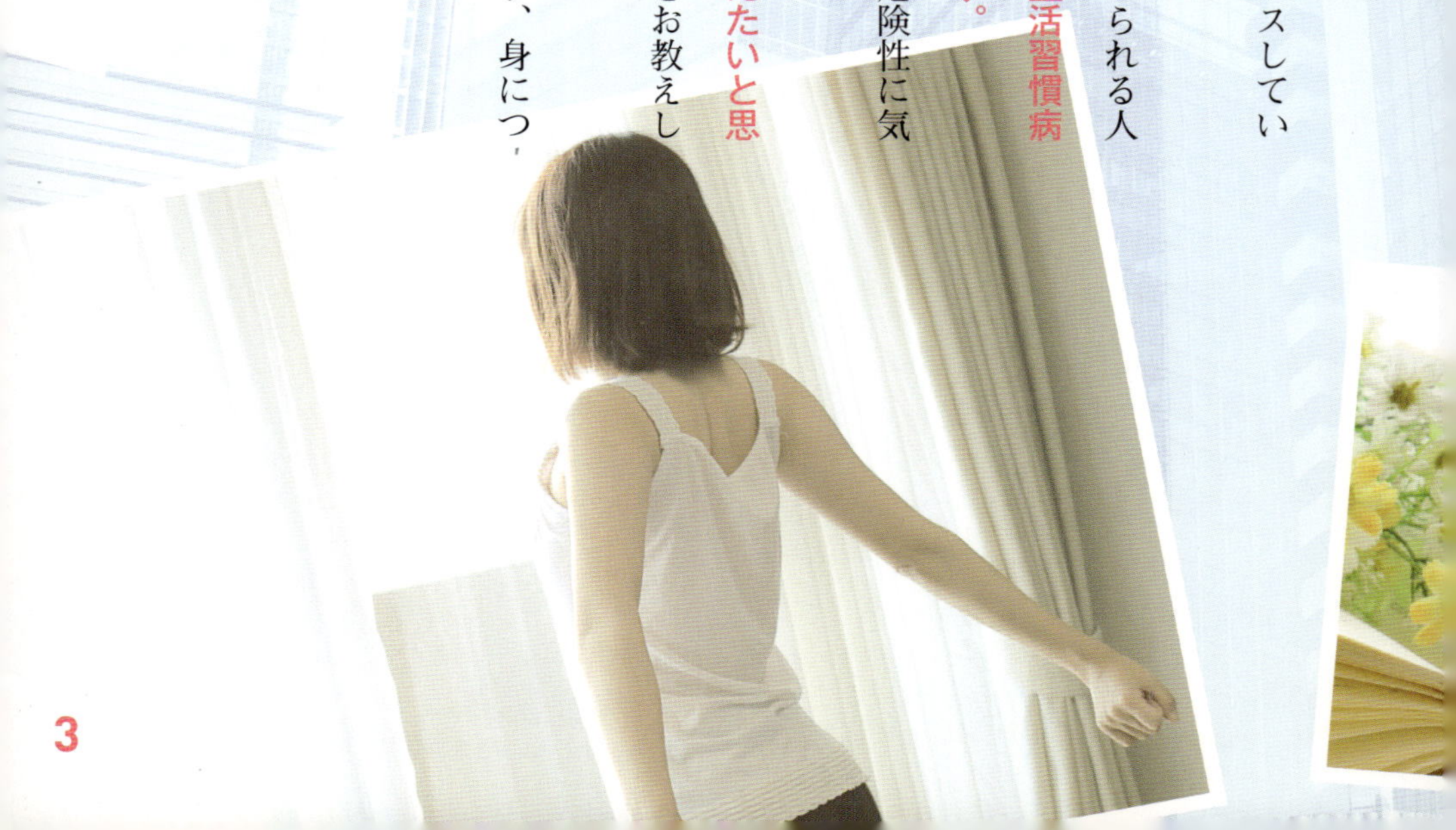

「休む」ことは悪いことではない。「陰陽」のしくみを利用して賢く疲労回復しよう！

東洋医学はご存じの通り、２０００年の歴史を持つ、中国発祥の学問です。

西洋医学が「病気を治す」ためのものであるのに対し、東洋医学は「予防」を重視します。

病気ではないけれど、なんとなく疲れた、調子が悪い――と感じる人はみな、「病気予備軍」。この状態を東洋医学では「未病《みびょう》」と呼んで、本当に体を壊してしまわないよう、ケアをします。

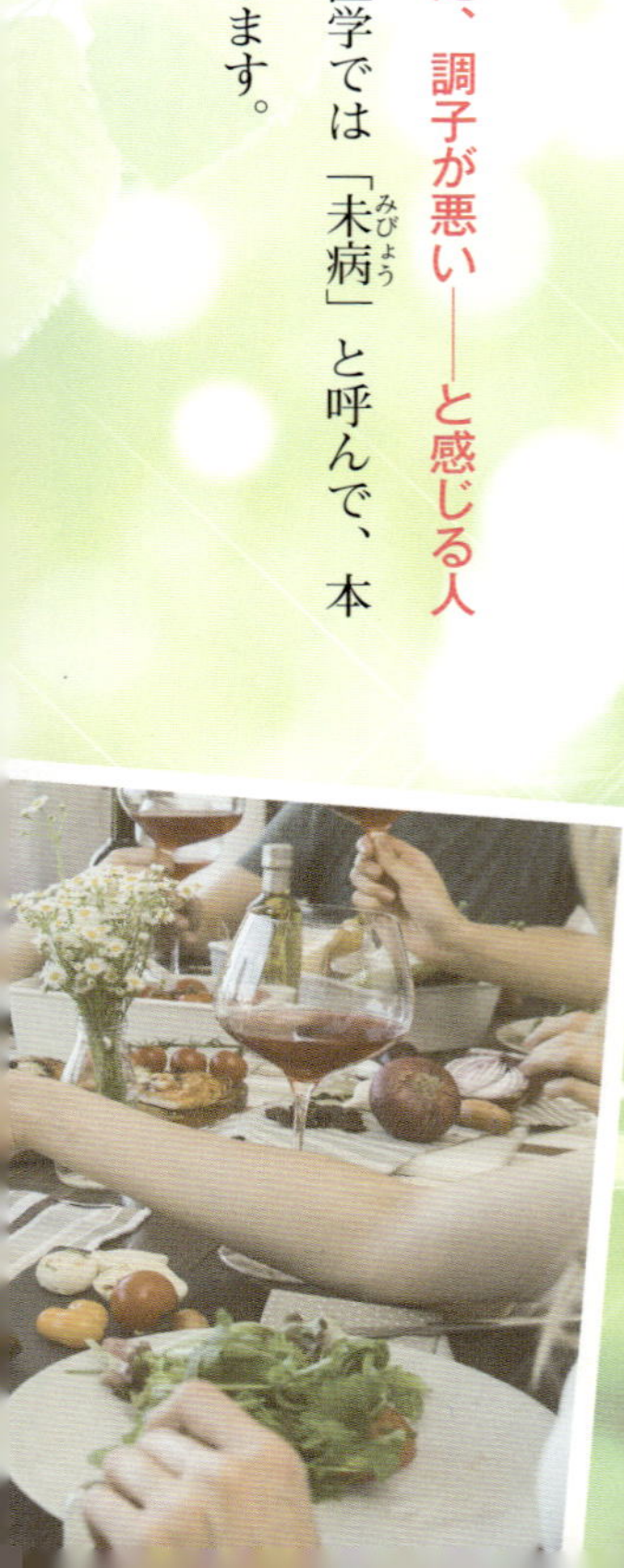

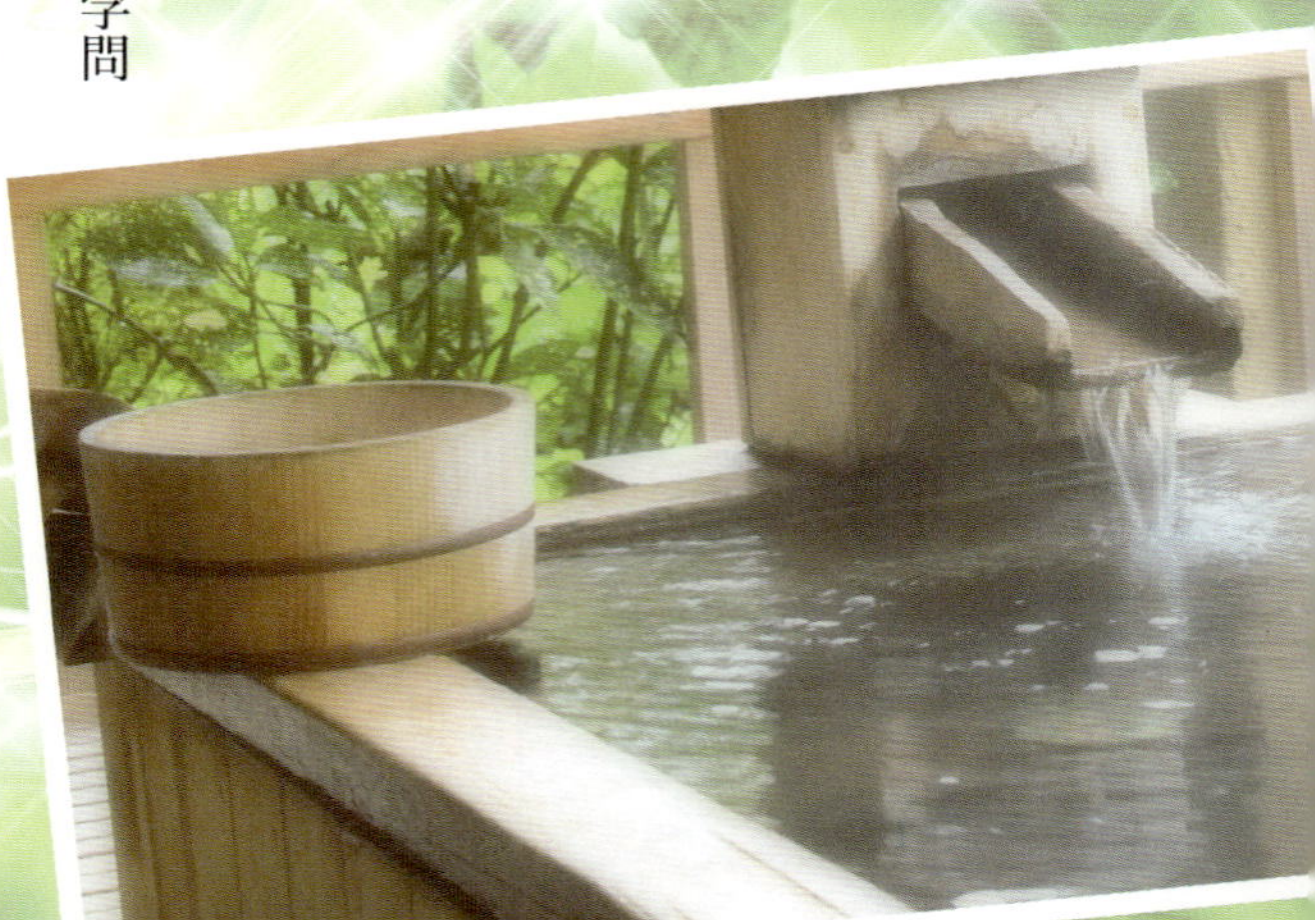

ここで重要なのが、「陰陽」という概念。あらゆる物事は対比のバランスで成り立っている、という考え方です。人体でいうと、陰が休息、陽が活動。陽が陰より前面に出続けると疲れが起こります。その不均衡を正すには、休息が不可欠です。

「休む」というと、とかく「戦線離脱している」「怠《なま》けている」といったマイナスイメージを抱く人がいますが、これは間違い。

東洋医学では「陰主陽従《いんしゅようじゅう》」――陰を陽より重視します。バランスを随時取り戻せる「休み上手」な人こそ、長く元気に、コンスタントに働けるもの。我慢して病気になるよりも、このほうが長い目で見ると、賢い方法なのです。

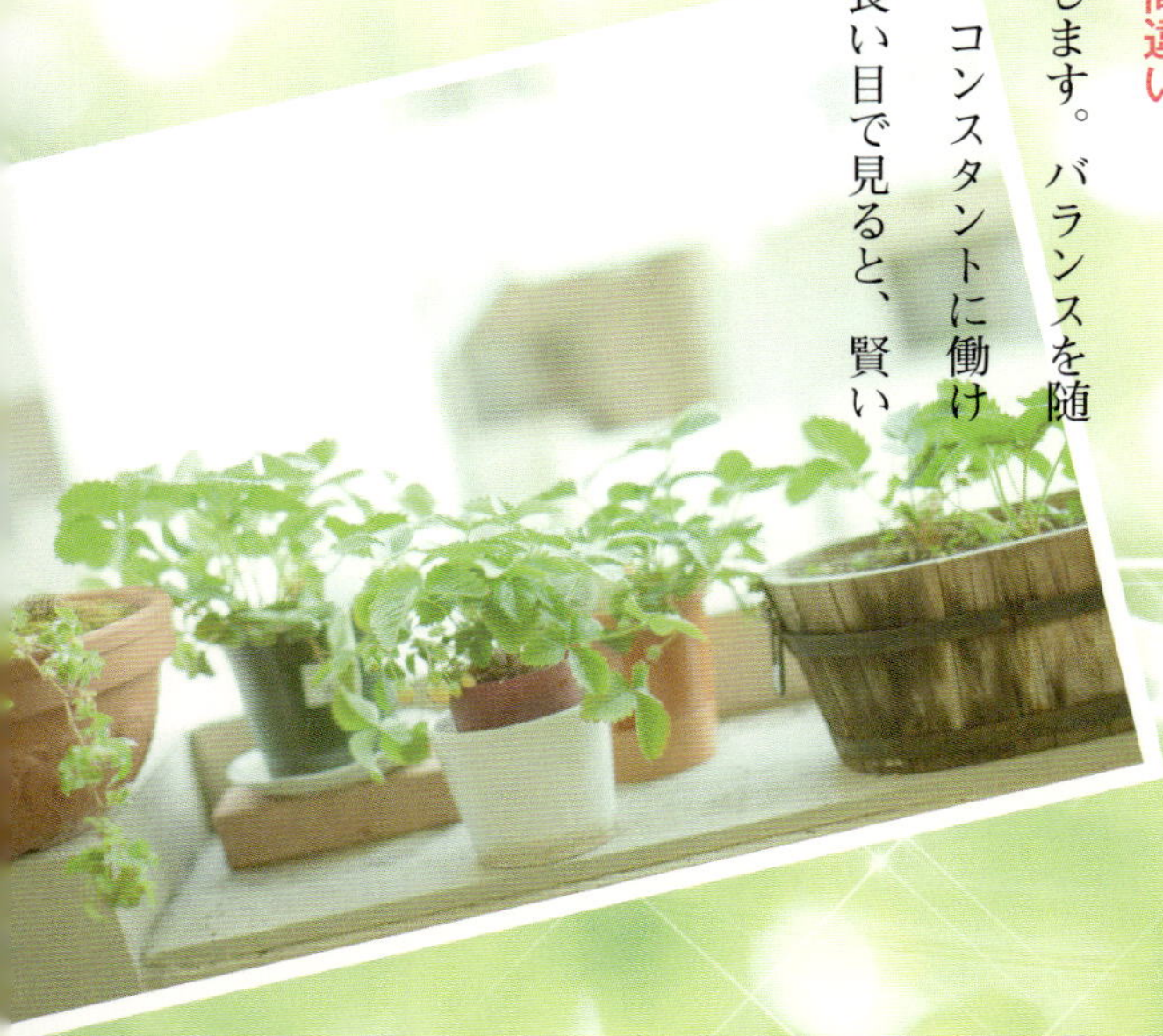

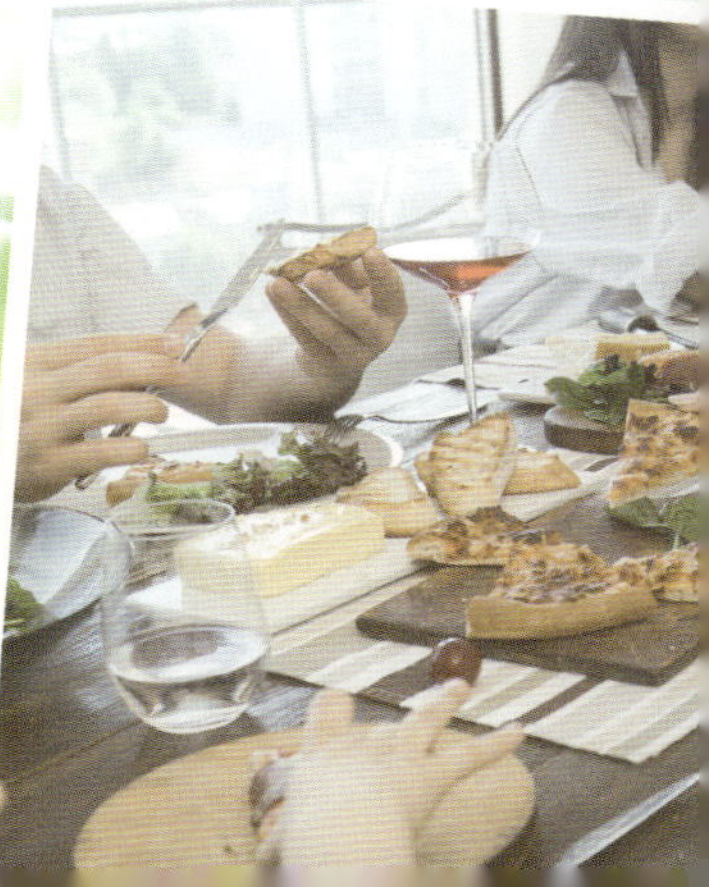

「体に良いこと」を追い求めると迷路に入る。大切なのは「フィールグッド」の感覚。

世の中には、様々な健康情報があふれています。「この食品は身体にいい」と勧めるものもあり、「糖質は太る」「塩分は6g以下に」と警告するものもあり。

それらに振り回されがちな人は要注意。我慢しすぎたり、良いとされるものが「効《き》かない」と悩んだり――これではかえってマイナスです。

東洋医学は、「中庸《ちゅうよう》」を重視します。世の中には色々な考え方があるけれど、どれか一つに傾かず、「ほどほど」をベストと考えるのです。

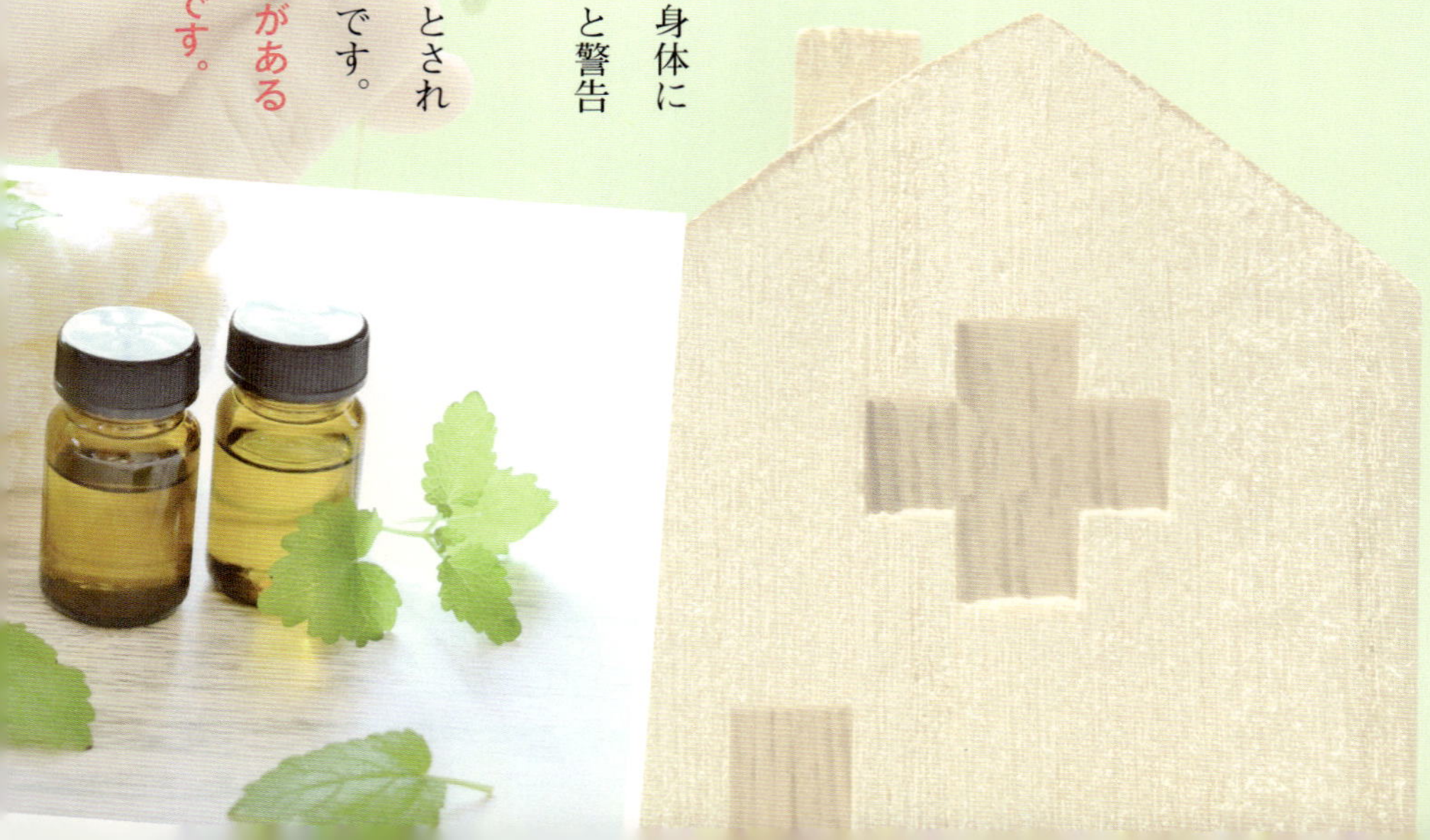

ですからこの本では「ケーキ禁止」とは言いません。食べ過ぎなければＯＫです。「栄養バランス厳守」とも言いません。カレー好きなら連日食べてもＯＫ。ビーフカレーの翌日、野菜カレーにすれば十分です。

あくせく健康を目指すのではなく、快適さを味わいながら健康になるのが理想。これを私は「フィールグッド」と呼んでいます。

フィールグッドな瞬間を増やすと、自分の体が分かります。「何が体によいか」ではなく「私はどうすれば快適か」が見えてくるのです。

この本にはそのヒントが詰まっています。セルフケアの手がかりを、ぜひつかんでください。

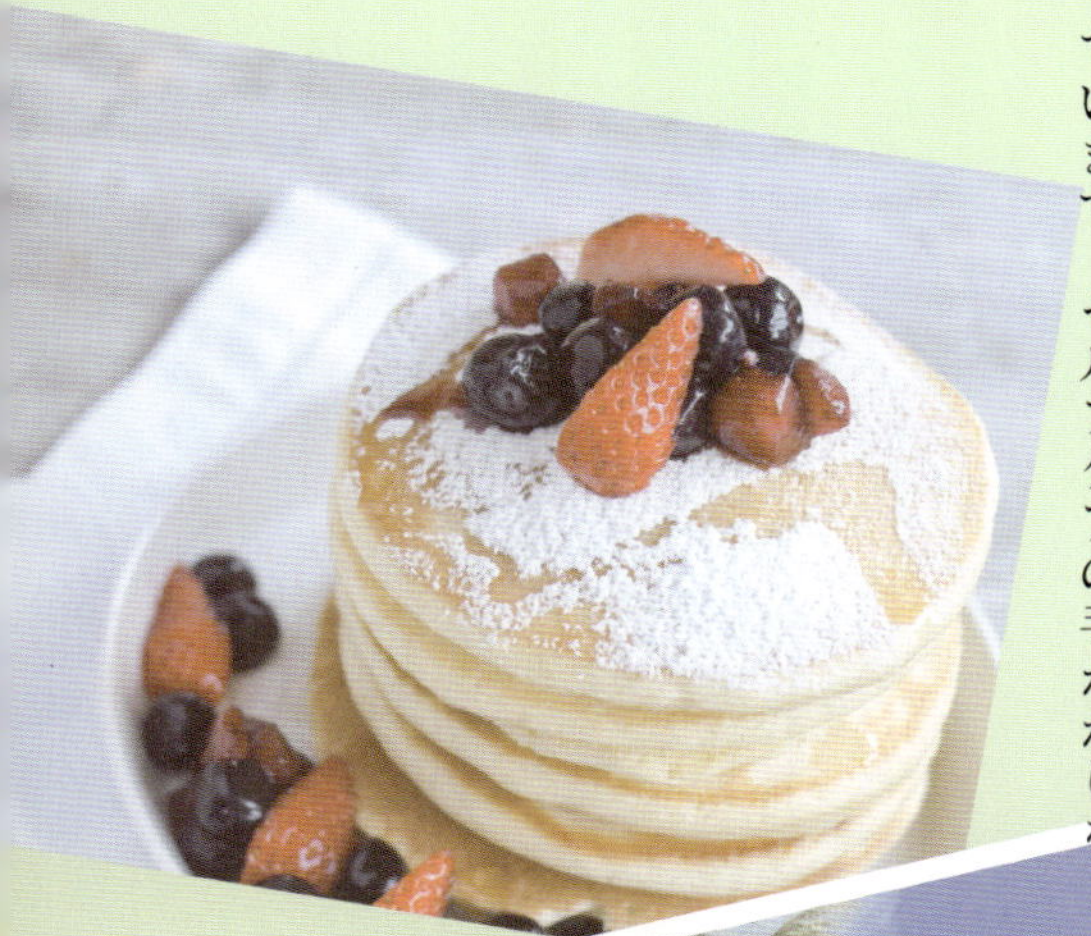

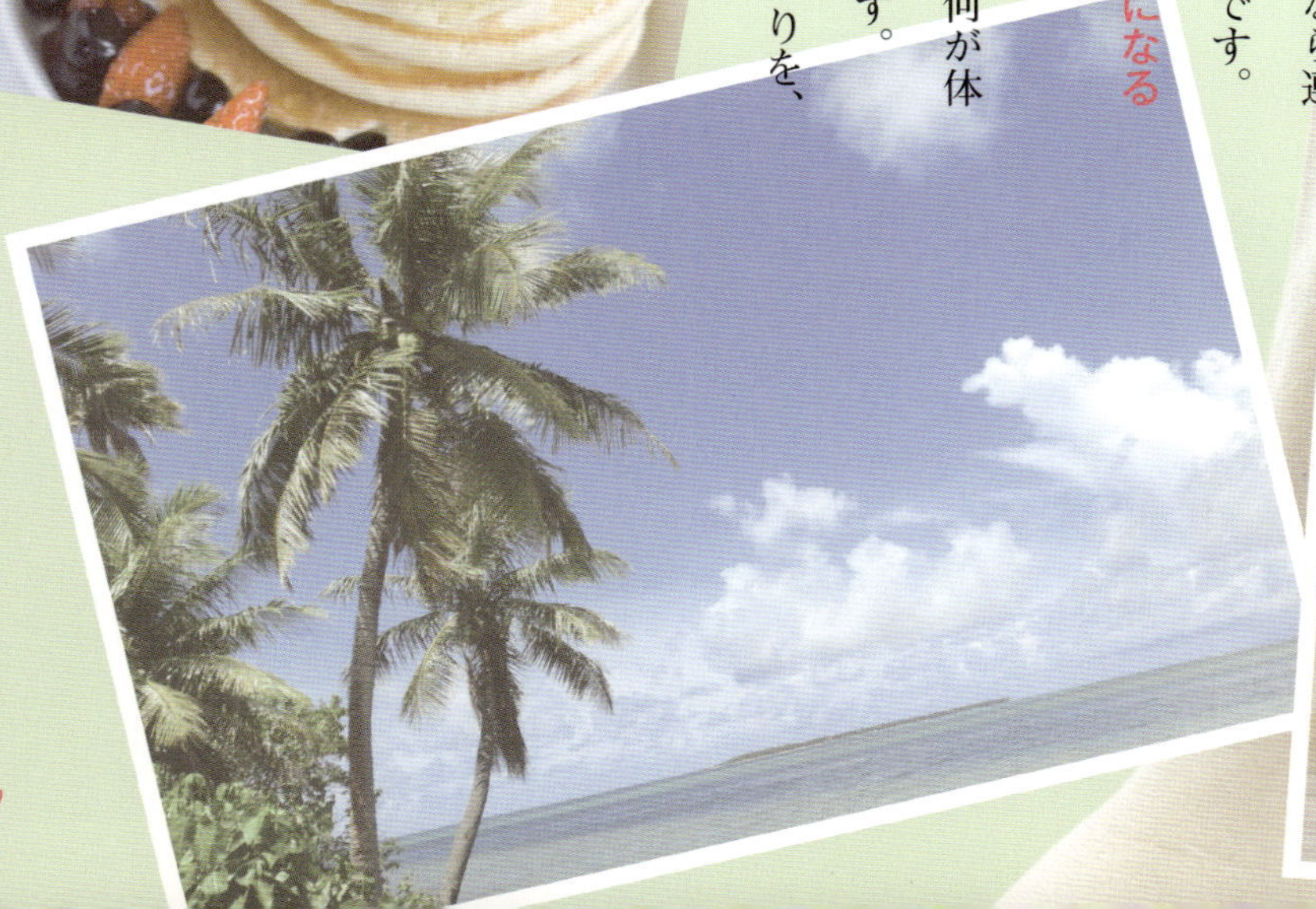

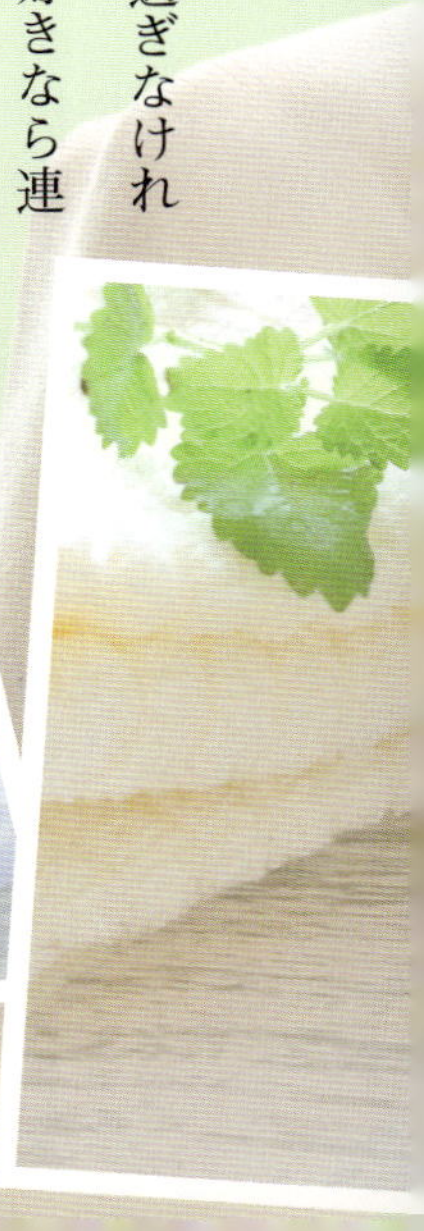

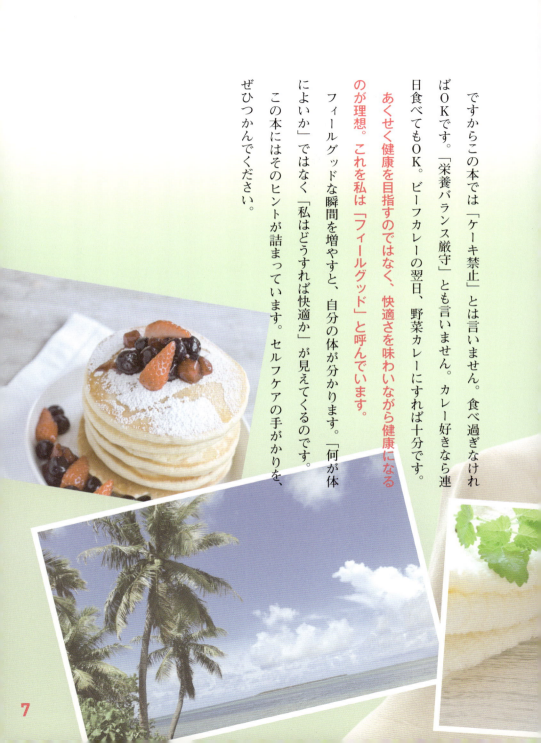

図解「しつこい疲れ」がスッキリ消える すごい！休息術◉——もくじ

第一章 疲れを取る！ すごい休息法

第二章 疲れを溜めない体をつくる！ すごい食事法

第三章 疲れを取りやすい体をつくる！ すごい運動法

第四章 疲れをリセットする！ すごい睡眠法

第五章 体質でわかる、自分だけの休息法

第一章

疲れを取る！
すごい休息法

1 「アイピロー」を眼に乗せるだけで、全身が一気に緩《ゆる》まる

ビジネスマンの間で、近年激増している「眼精疲労」。スマホやパソコンなど、光る画面を近い距離で凝視する機会が増えたからでしょう。

眼精疲労とは、眼の周りの血流不全です。視界がショボショボ、まぶたがピクピク、こんな症状を和《やわ》らげるには、もちろん目の休息が不可欠。仕事の合間に短時間で休ませることができれば理想的です。

そんなときに役立つアイテムが**「アイピロー」**。

人間の眼は、「150g程度の力で軽く圧迫するとリラックスする」性質があります。眼球の裏の神経の束が押され、その刺激が副交感神経へと伝わり、血圧や心拍数が落ち着くのです。これを「アシュネル反射」といいます。

厚手のアイピローなら、ちょうど150gくらいの重さです。

仰向けになり、閉じた目の上に乗せると、目の周りだけでなく、体全体も緩めることができるのです。

蒸しタオルや、市販の蒸気が出るアイマスクを使うのも良い方法です。こちらはアシュネル反射ではなく、眼を温めることで血流を復活させるというアプローチ。

二通りの「リラックスの入口」を覚えておいて、気分に合わせて使い分けると良いでしょう。

「アイピロー」で眼精疲労を解消！

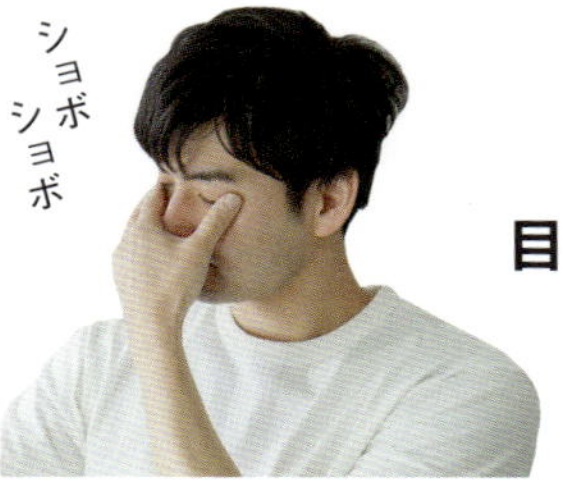

眼精疲労
＝
目の周りの血流不全

2通りの
リラックスの入り口を覚えておこう

アイピロー

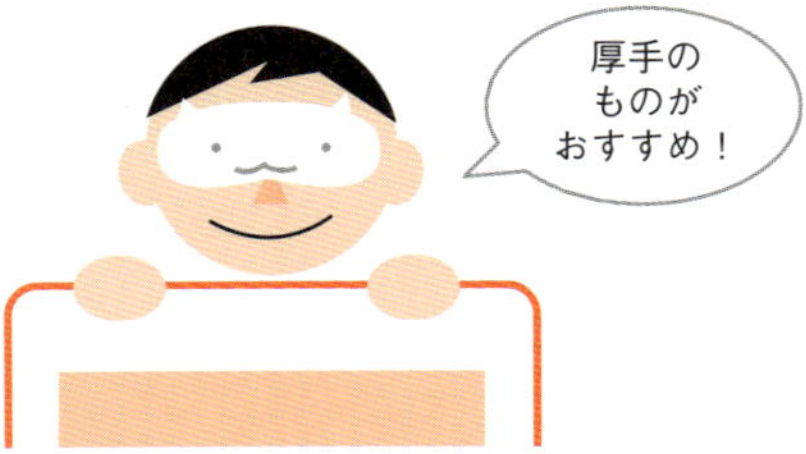

- 「アシュネル反射」でリラックス
- 体全体も緩めることができる

蒸しタオル

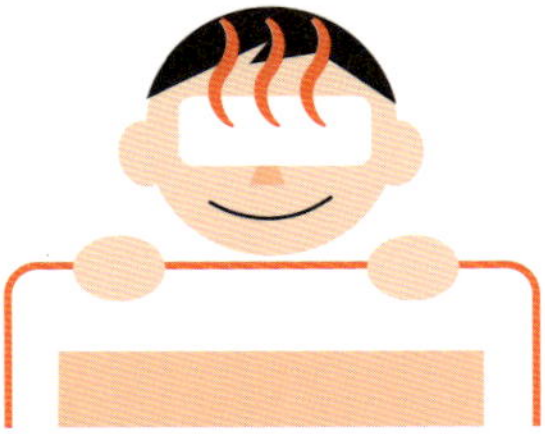

- 眼を温めて血流復活！
（アシュネル反射とは別のアプローチ）

アシュネル反射とは

眼球の神経の束が押され、その刺激が副交感神経へと伝わり血圧や心拍数が落ちつくこと

2 ガムを噛《か》むだけで、副交感神経が目覚める

私たちの体は、自律神経によってコントロールされています。

緊張・興奮を司《つかさど》る交感神経と、弛緩《しかん》・鎮静《ちんせい》を司る副交感神経がシーソーのようにバランスを取りながら働いているのです。

交感神経が優位のとき、筋肉は緊張し、呼吸は浅くなります。「ノルアドレナリン」というホルモンが分泌《ぶんぴつ》され、血圧や心拍数も上がります。

この状態は、ストレスフルな状況での体の反応と一致していますね。ストレスの多い現代人は、交感神経優位の状態からなかなか抜けられなくなりがちです。

これが高じるとメンタル疾患《しっかん》に陥《おちい》る可能性も。

ストレスをこまめにシャットアウトするワザは不可欠です。

その一番簡単な方法は、**ガムを噛むこと**です。咀嚼《そしゃく》運動は、一定の運動の繰り返し。**リズミカルに単純な動きを繰り返すと、ノルアドレナリンを抑制する「セロトニン」というホルモンが分泌され、気持ちが落ち着きます。**

加えて、噛むことは脳も活性化させます。ガムをひとつ噛み終わるころには頭の中がスッキリして、再び仕事に戻ったときの集中力がぐっとアップするでしょう。

ストレスをシャットアウトして頭をスッキリさせるには

自律神経

シーソーのようにバランスを取りながら働いている

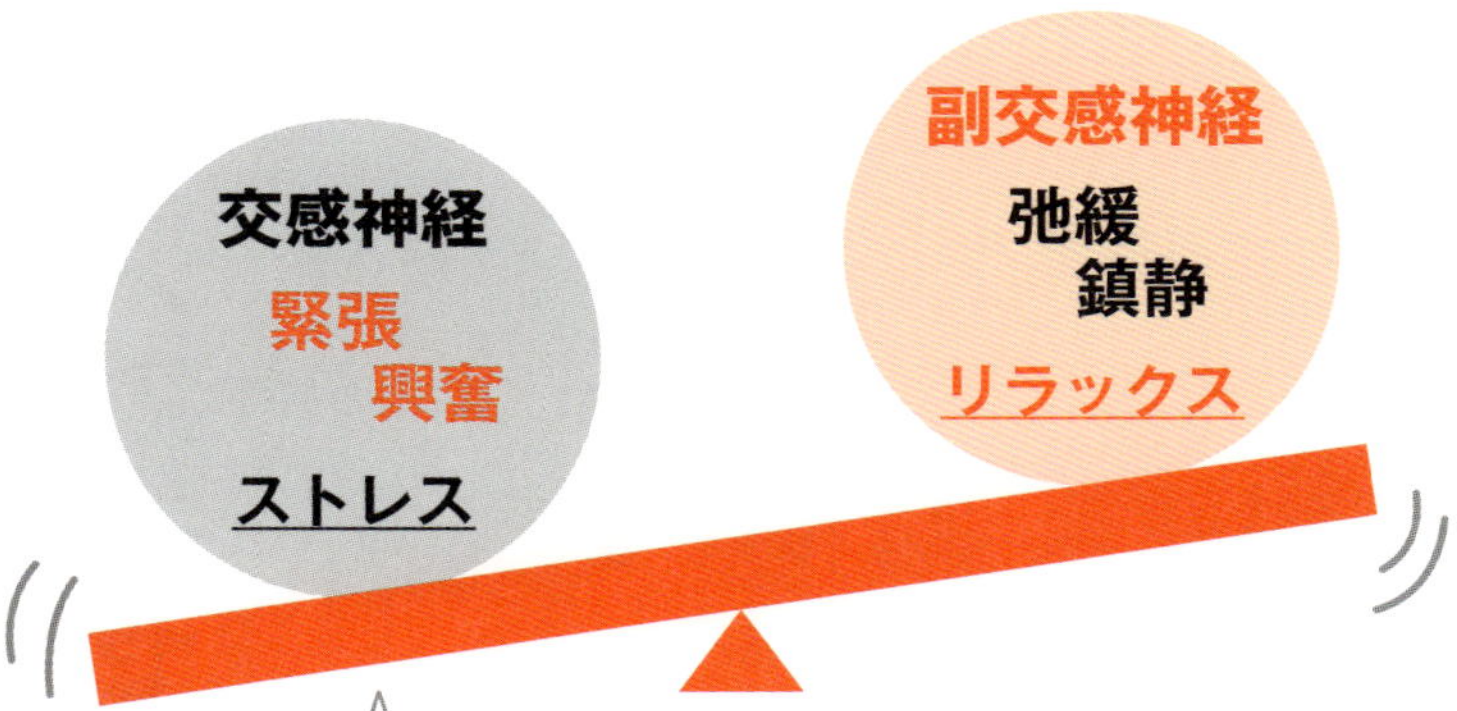

しかし…

ストレスの多い現代人は、交感神経優位の状態から抜けられなくなりがち

ストレスをこまめにシャットアウトするワザとして

ガムを噛む **のが有効**

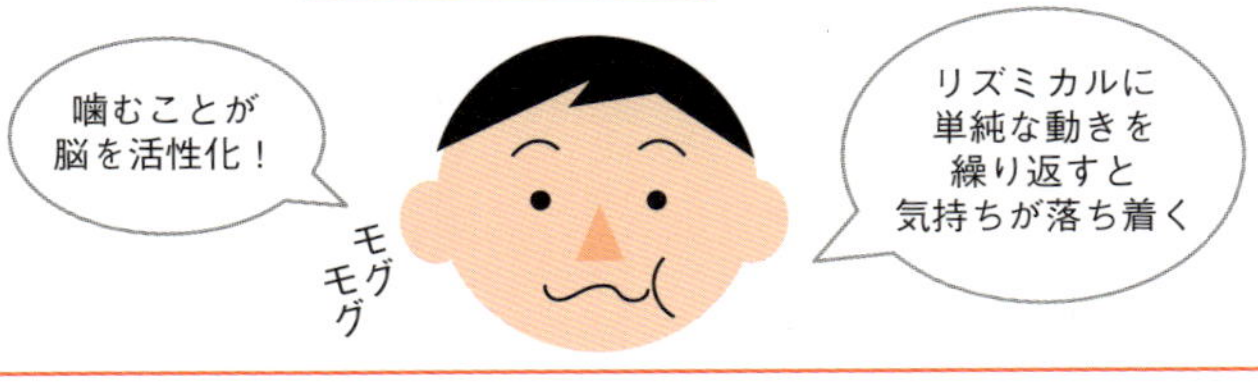
噛むことが
脳を活性化！
モグモグ
リズミカルに
単純な動きを
繰り返すと
気持ちが落ち着く

仕事に戻ったときの集中力アップ！

3 お風呂でただ汗をかいても、デトックス効果ゼロ

疲れとは、東洋医学の言葉で言えば「氣《き》の流れの滞《とどこお》り」です。

「氣」という漢字は「変化・反応」という意味もあり、言い換えれば、新陳代謝のことなのです。老廃物の排出、体の組織の再生、消化や排《はい》泄《せつ》などは、氣の巡《めぐ》りによってスムーズに進みます。巡りが悪くなったときに、疲れがドンヨリと溜《た》まるのです。

この「巡りをよくする」試みは、すでに多くの方がされているでしょう。そう、世に言う「デトックス」です。しかししばしば、その方法を間違う人も。

たとえば、**サウナにこもったり、ホットヨガ****にいそしんだりして汗をどんどん出そうとする人がいますが、その発汗によって出る毒素はほぼゼロ**です。

そもそも汗の役割は、皮膚表面で蒸発することで体を冷やし、体温を調節すること。毒素を出すことではないのです。

家でお風呂《ふろ》に入るときにも同じです。とくに、長時間の半身浴などで汗を流す習慣のある人は要注意。

浴室の窓をピッチリと閉めて「ガマン大会」のように密室にこもっていませんか？

これでは、何の効果もありません。

なぜなら、空気が流れないからです。氣の流

ただ汗をかくだけでは、「デトックス」にならない！

東洋医学によると

疲れとは「氣の流れの滞り」。 新陳代謝が悪くなると疲れが溜まる

世に言う「デトックス」は有効だけど
その方法を間違う人も！

代表例が

ただ 汗を出す こと

発汗によって出る
毒素はほぼ
ゼロ
汗の役割は毒素を出すことではなく体温を調節すること

とくに、長時間の半身浴などで
汗を流す習慣のある人は要注意！

れをよくする＝新陳代謝力を上げるには、体の熱を放出させることが必要。**締めきった空間ではムダに汗が流れるばかりで、熱はその場にとどまるだけです。**

「顔から汗が噴《ふ》き出して流れるのが気持ちい」と言う人もいますが、あれは汗とは限りません。

体から水分が排出されるルートは4つあります。「大」と「小」のお通じと「発汗」、そして「呼吸」。

そう、吐く息からも水分は出ます。寒い冬の時期に息が白くなるのは、呼気に水蒸気が含まれているからです。

しめきった状態で顔に伝う水滴は、汗ではなく、水蒸気が汗と混じったものである可能性も大です。

バスルームを「露天風呂」にしよう

では、お風呂で「氣」の流れをよくするには何が必要でしょうか。

それは、窓を開けること。窓だけでなく、浴室のドア、浴室に通じる部屋のドア、その部屋の窓もすべて開放。次いで換気扇《かんきせん》も回せば完璧《かんぺき》です。

これにより、空気の通り道ができます。体にこもった熱も、その空気の流れに乗って抜けていき、新陳代謝の力が戻ってきます。

これは言わば、家の中で露天風呂を楽しむようなもの。

温泉の露天風呂に入ると、とても爽快《そうかい》ですね。体はお湯でポカポカと暖かく、頬《ほほ》にはさわやかな風が当たります。この「フィールグッド」な感覚も、氣の流れを高めてくれる、心強い味方なのです。

氣の流れを高める バスルームにする方法

氣の流れをよくするには汗だけでなく
体の熱を放出させることが重要

汗

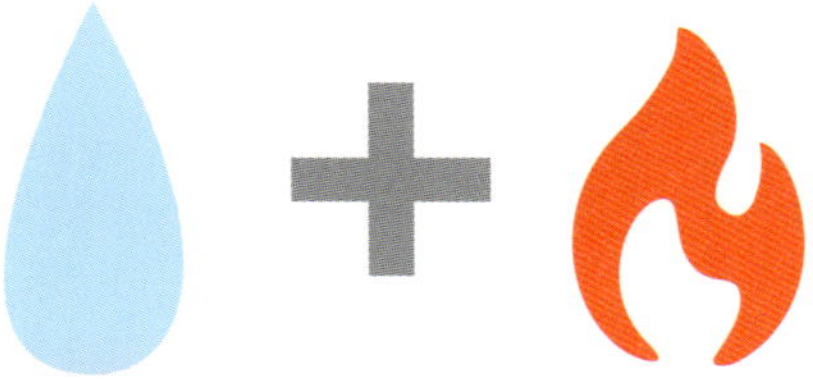

熱

バスルームを露天風呂にしよう！

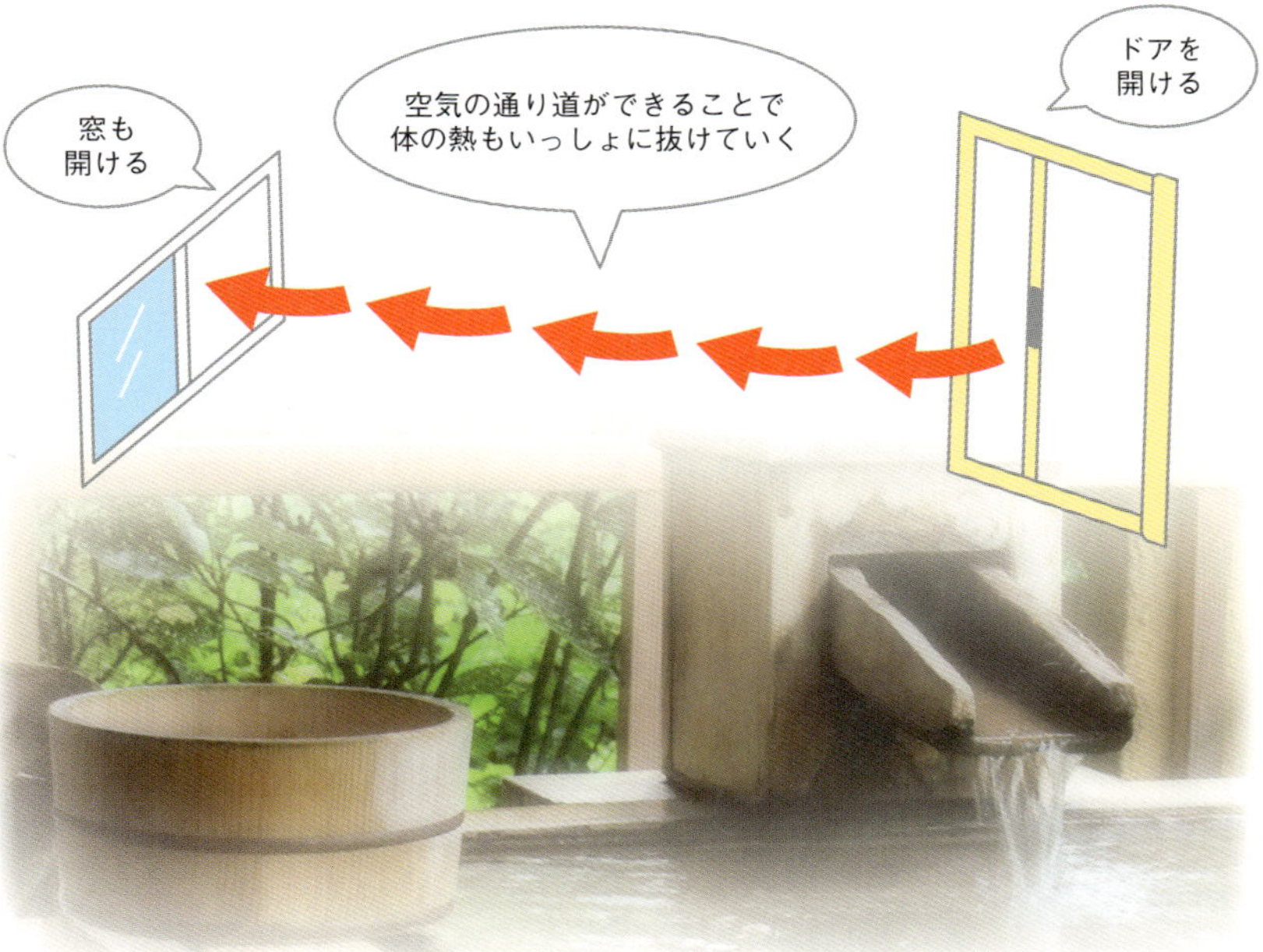
窓も
開ける
空気の通り道ができることで
体の熱もいっしょに抜けていく
ドアを
開ける

4 「人肌《ひとはだ》の入浴」で、乾燥肌がよみがえる

入浴時のお湯の温度は、「ぬるめ」がおすすめです。

温度が42度を超えると、交感神経が活性化してしまうからです。

しかも肌の脂質が流れてしまい、乾燥肌になる恐れもあります。

ですから**温度は低めの37度くらいにおさえて、そのぶん入浴時間を長く**とりましょう。できれば20分は入っていたいところです。

「37度なんて体温なみじゃないか！」と驚かれたでしょうか？

そう、この「人肌」がポイントなのです。

人間の肌には、温度を感じ取る「ＴＲＰ」と呼ばれるセンサーがあります。このチャネルは6種類あり、それぞれ感じ取る温度の範囲が違います。

そのうち、**24度〜37度（範囲は時折上下します）を感じ取る「ＴＲＰＶ４」が活性化すると、うるおい成分として有名な、「コラーゲン」が生成される**のです。

「美肌なんて、若い女性の関心事だろう」と他人事《ひとごと》を決め込むのは損です。男性も、乾燥肌だと冬場にかゆくなったり、衣服の肌触りに違和感を覚えたり、何かと不快になりやすいもの。入浴で疲れを取りながら、お肌のうるおいも取り戻しましょう。

うるおい肌をつくる入浴のポイントは「37℃」

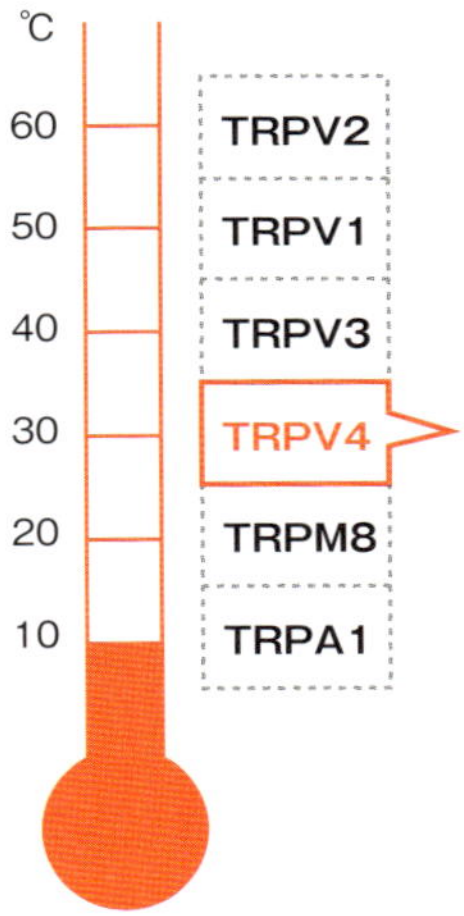

温度を感じ取る「TRP」のセンサーには6種類ある

24～37℃（上下する）

「TRPV4」が活性化するとコラーゲンが生成される

うるおい肌をつくる入浴方法

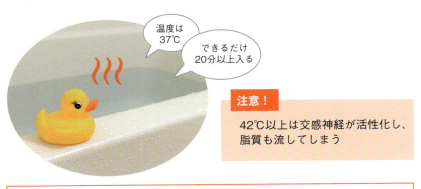

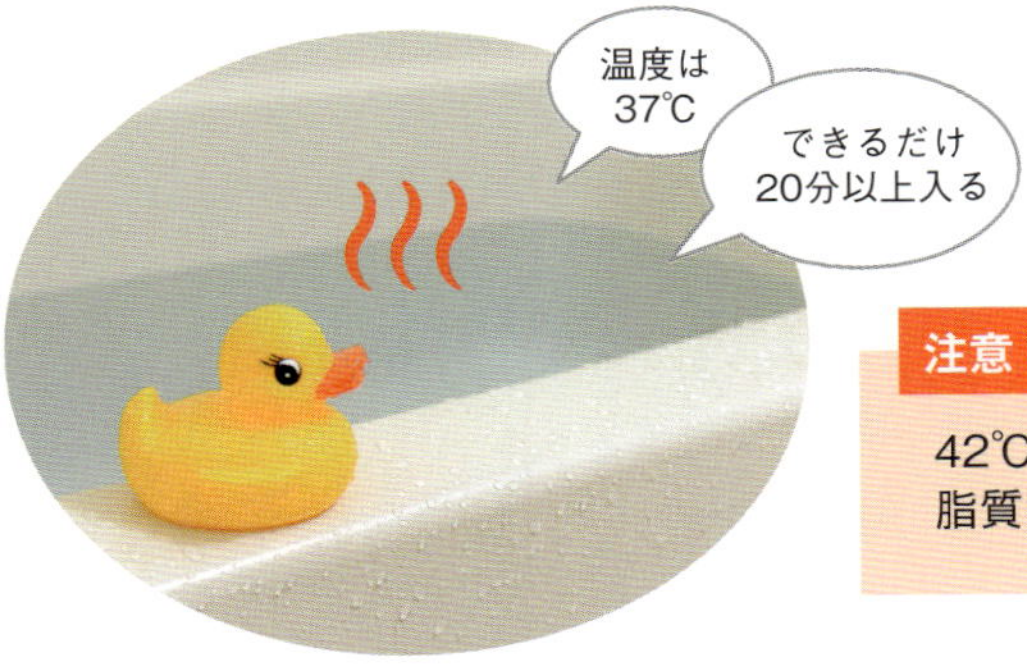

注意！

42℃以上は交感神経が活性化し、脂質も流してしまう

男性でも乾燥肌は何かと不快になりがち。疲れを取りながら肌のうるおいも取り戻そう！

5 食卓の「ある調味料」が最強の入浴剤になる

お湯の温度と同時に気を付けたいのが、水道水に含まれる塩素。

浴室の水滴が乾いたあとが、白く点々と残っているのを見たことがあるでしょう。あの白い成分がすべて塩素だと考えると、バカにならない量が入っていることに気づきますね。これが**肌を乾燥させるモト**になります。

塩素を中和するには、市販の入浴剤を入れるのも良いですが、同じ成分でもっと身近なツールがあります。

それは**「味の素」**。料理に入れるうまみ成分のグルタミン酸ナトリウムです。**入浴剤と違って着色料が入っていないぶん、さらに「自然派」**と言えるでしょう。

「化学調味料なのだから、自然ではないのでは？」と考えた方、それは誤解です。

味の素の原料はサトウキビ。グルタミン酸ナトリウムは、そこから抽出《ちゅうしゅつ》された天然の成分です。シャープな味がするのは精製されているからであり、決して化学成分だからではないのです。

たっぷりのお湯の中に小さじ2～3杯入れるだけなら、皮膚に影響が出る心配もありません。キッチンの常備品を浴室にも使う新習慣、ぜひお試しあれ。

意外な「自然派」入浴剤とは

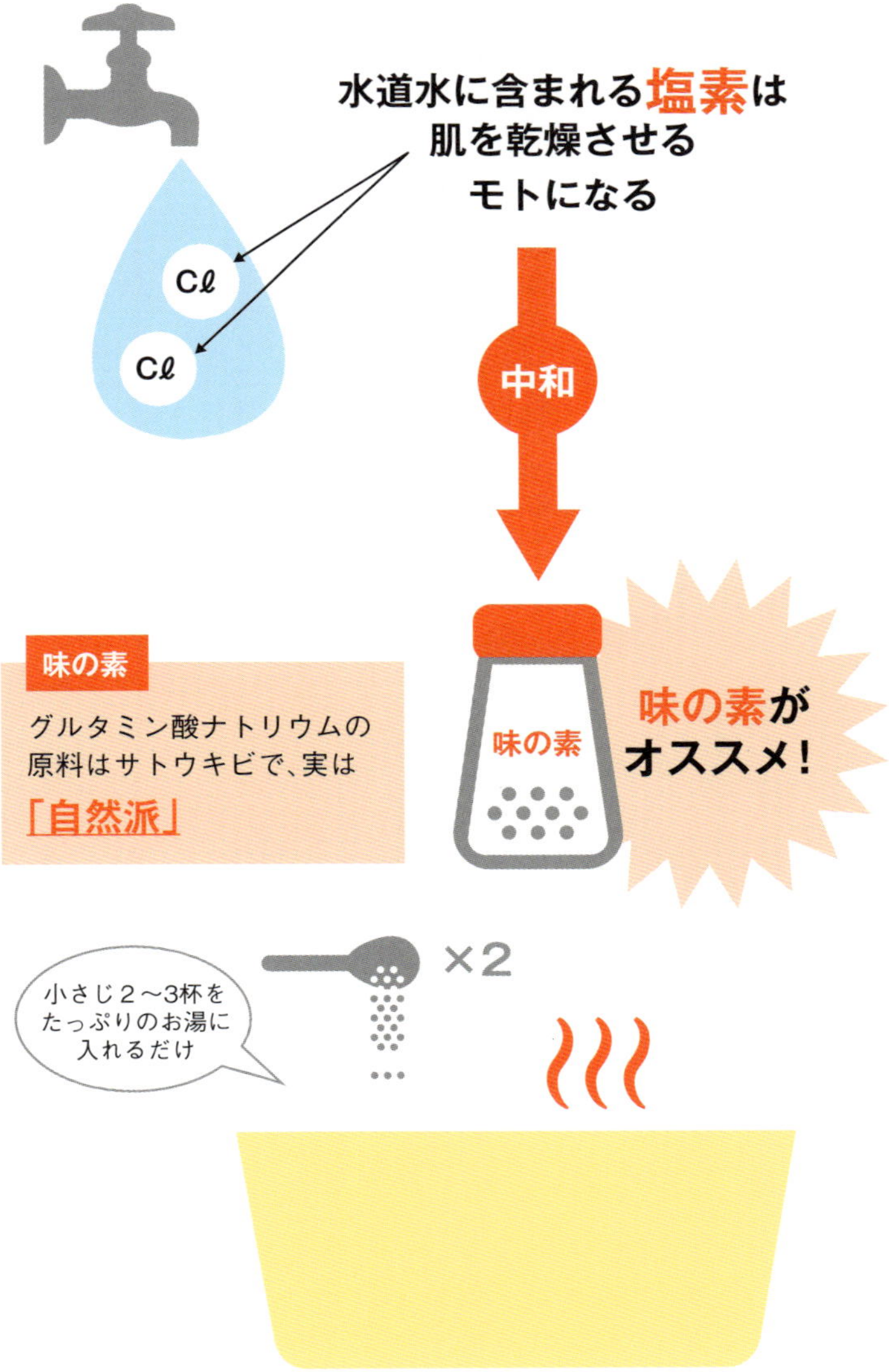

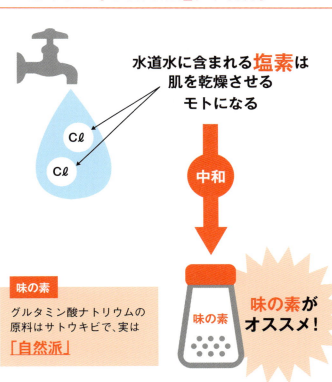

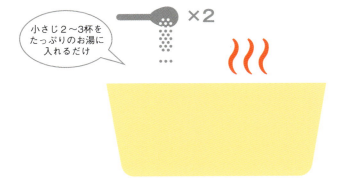

6 バリバリの背中には、乾布摩擦が効果テキメン！

16ページでも登場した「セロトニン」は、別名「幸せホルモン」とも呼ばれる脳内伝達物質です。

気持ちを安定させ、イライラ感を鎮《しず》めるほか、特定の筋肉――ふくらはぎやお尻、お腹《なか》の腹直筋《ふくちょくきん》、背中の脊柱起立筋《せきちゅうきりつきん》などの機能を調整する役割も果たしています。

これらの「セロトニン神経支配筋」は、セロトニンの分泌量が減ると固まります。とくに背中にはその兆候が顕著《けんちょ》に現れます。**ストレスが溜まっていて、かつ背中がバリバリなら、おそらくセロトニン不足です。**

しかし人の体は便利なもの。セロトニン不足→背中が硬くなる、という順番を逆にし、背中の筋肉を動かして、セロトニン分泌を促《うなが》すのです。

そこで**おすすめなのが乾布摩擦**。タオルの両端を持って後ろに回し、片肘《かたひじ》を高く上げて背中を摩擦しましょう。

すると体表の血流がアップするだけでなく、腕の動きの影響で、左右の肩甲骨の間にある**「褐色《かっしょく》脂肪細胞」**も動きます。**この脂肪は体の中でもっとも代謝《たいしゃ》力が高いので、体全体の血流も、消化も促進されます。**1〜2分も行えば肩の痛みもストレスも、スッと楽になります。

「乾布摩擦」で背中をほぐそう！

背中がバリバリなら
セロトニン不足の
可能性 大！

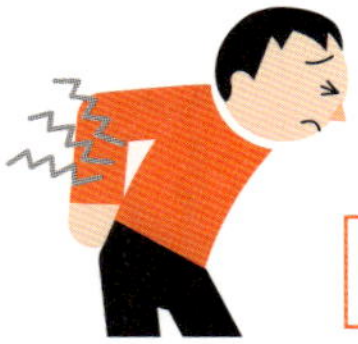

セロトニンとは

「幸せホルモン」とも呼ばれる脳内伝達物質。気持ちを安定させるほか、背中やふくらはぎなどの特定の筋肉の機能を調整する

セロトニン不足 → 背中が硬くなる ➡ 背中を動かす → セロトニン分泌

逆からアプローチ

乾布摩擦

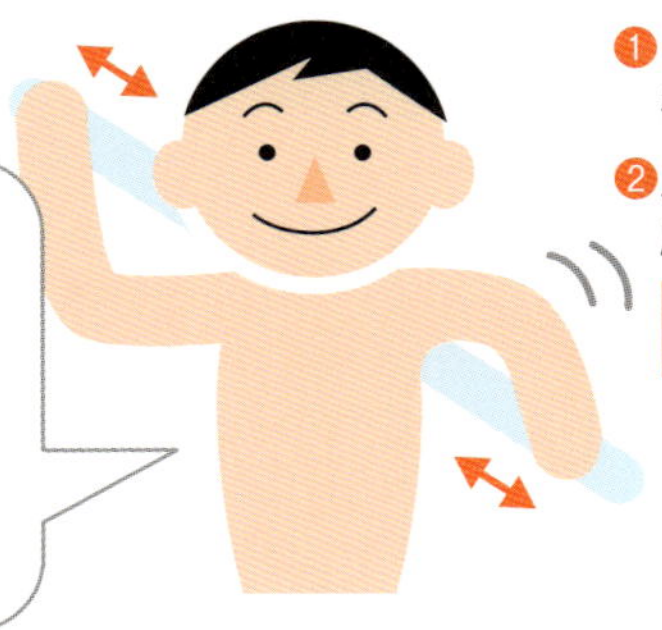
左右の肩甲骨の
間にある
「褐色脂肪細胞」
が動くことで
体全体の血流も改善

1. タオルの両端を持って後ろに回す
2. 片肘を高く上げて背中を摩擦する

1～2分を目安に

背中の筋肉が動くことでセロトニンも分泌される

7 本物の休息は、「たっぷりの睡眠」と「のんびりする時間」の2つだけ

休み明けに「全然休めた感じがしない」人は、休み方を間違っている可能性あり。

たとえば休みを、「散歩に出かける」「趣味に没頭する」「友達に会っておしゃべり」などで済ませてしまっていませんか？

休日の過ごし方にも、「活動」と「休息」の二種類があります。散歩や趣味やおしゃべりは、活動に当たります。その目的は「気分転換」。心身がリフレッシュされるので、これはこれで必要です。

しかし気分転換は、休息ではなく活動に属します。

休日はすべてを活動にあてず、本物の休息＝たっぷりの睡眠や、のんびりする時間も持ちましょう。

ただし、のんびりしながら読書をすると休息にはなりません。頭が働いてしまいますし、眼も疲れるからです。ましてゲームとなると、首や肩まで疲れます。

総じて、「肩が前に出る作業」は休息にはなりません。本やスマホやゲーム機を持つと肩が前に出ますね。これは交感神経が優位になるときの姿勢です。

のんびりソファに座っているときも、肩が前に出ていないか、ときおりチェックしましょう。

休日は「活動」ばかりでなく「休息にあてよう」

休み明けに「全然休めた感じがしない」のは
「活動」ばかりになっている可能性あり

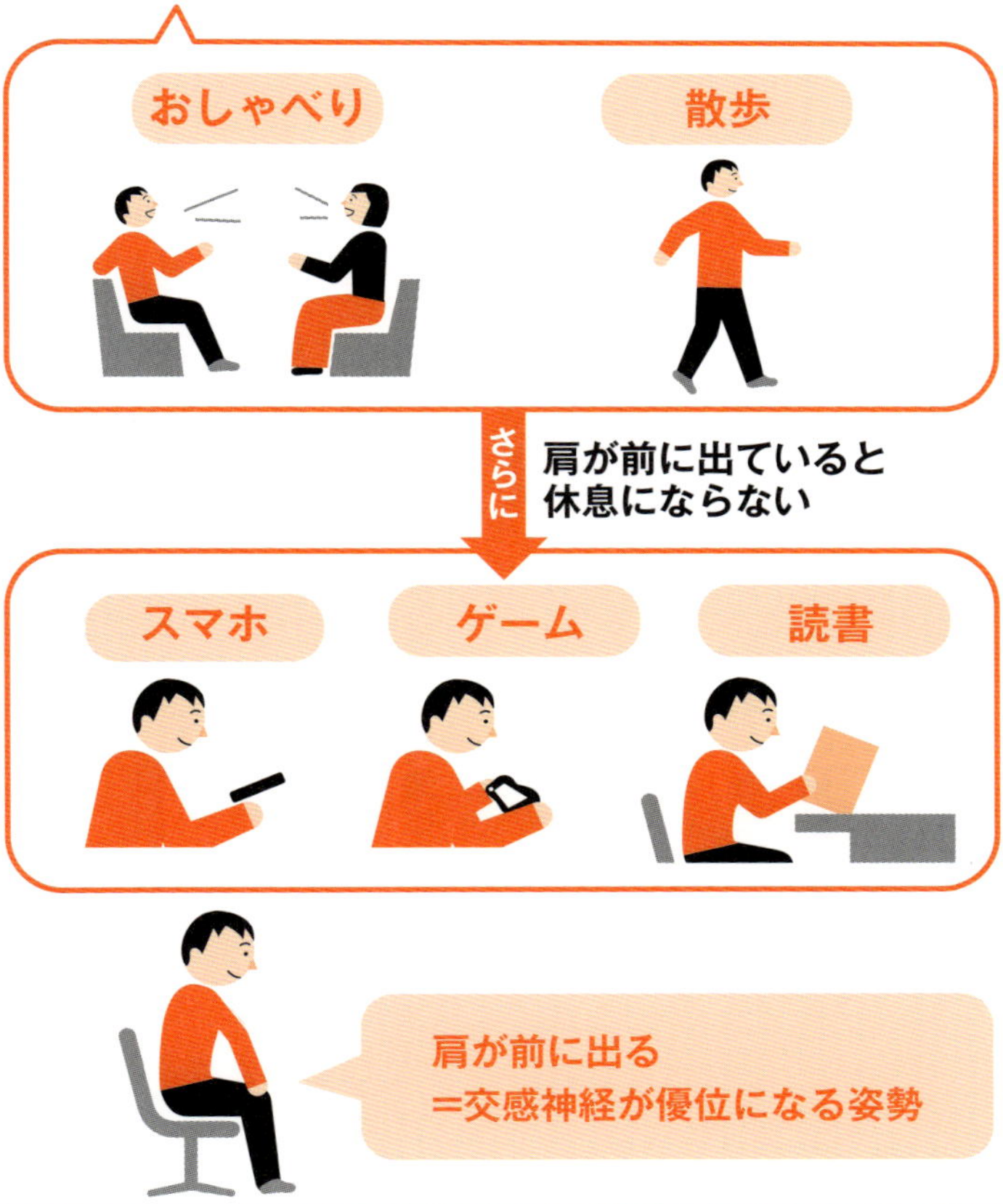
おしゃべり
散歩
さらに
肩が前に出ていると
休息にならない
スマホ
ゲーム
読書
肩が前に出る
=交感神経が優位になる姿勢

本物の休息
=たっぷりの睡眠やのんびりする時間を増やそう！

8 休日は「スローモーション」の世界へGO!

せっかくの休みに活動ばかりしていてはいけない、と前項でお話ししましたが、まったく活動しないのも物足りないでしょう。

そんなときのために、「活動しながらリラックス」するワザをお教えしましょう。

それは、**日常のルーティンを「2倍の時間をかけて行う」**こと。つまり、すべての動きを2分の1倍速で行う「スローモーションの世界の住人」になるのです。

ふだん、歯磨きを1分で済ませているなら2分かける。

10分で食べ終わる朝食を20分、もしくは30分かけて食べる。

いつもならサッと5分で読む新聞も、10分かけて読みましょう。できれば、**歩くスピードも2分の1倍速にしたいところ**です。

働く人はすべての作業を、時間をかけずに行うクセがついています。「いついつまでにこれをしなくては」というルールが、頭と体に染《し》みついているからです。

少し不自然なくらいゆっくり動くことで、そのルールを解除できます。「今日はゆっくりできるんだ」と体に知らせて、脳を休息モードにしましょう。

「活動しながらリラックス」をするには

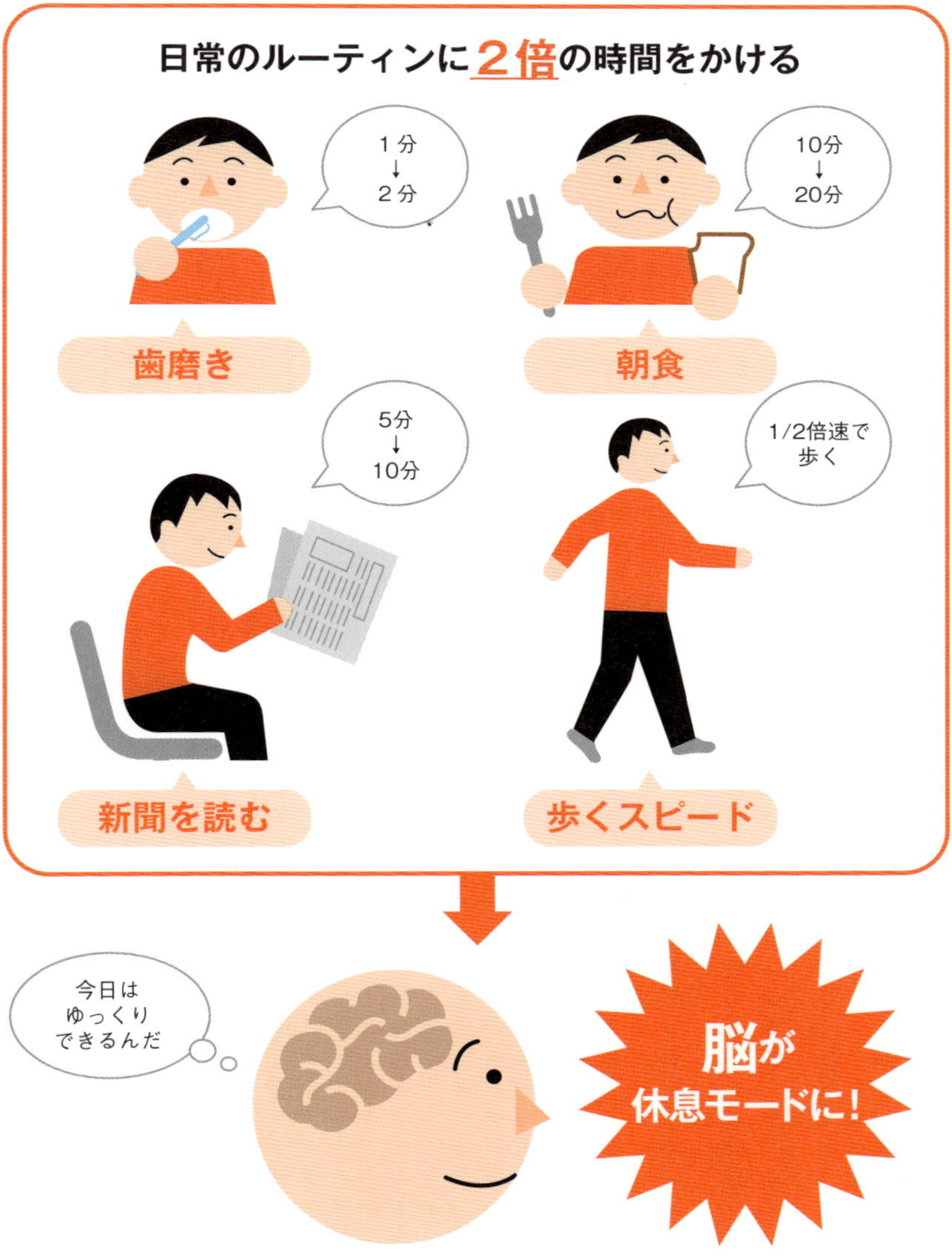

9 「気づかないほどの小さなBGM」が脳を休める

東洋医学で言うと、休息は「陰」、活動は「陽」。活動とは何かというと、体を動かすこと――だけではなく、「感覚を動かすこと」も含まれます。五感を反応させるような営《いとな》みは、すべて活動です。

とすると、**何気なく部屋でかけている音楽が、休息の効果を半減させている、ということもありえます。**

ビートの効《き》いたロックは活動モードになってしまいますし、クラシックでも、あまりに壮大でドラマチックな交響曲だと頭が興奮してしまいますね。

では無音ならばよいかというと、それもNG。

自然界では、無音の状態はありえません。どんなに静かな環境でも、木々のざわめきや川のせせらぎの音が小さく聞こえるもの。何も音が聞こえない環境にしてしまうと、それはそれで落ち着かないのです。

もっとも良いのは、鳴っていることを忘れるくらいに小さな音量でBGMを流すこと。「聴く」のではなく、「聞こえる」もしくは「聞こえていることを意識しない」くらいの音量がベスト。**高級ホテルのラウンジでも、密《ひそ》かにそのような工夫がなされています。**静かなジャズや優しいメロディのクラシック、緩やかなテンポの環境音楽などがおすすめです。

活動モードにならない音楽

**何気なく部屋でかけている音楽が、
休息の効果を半減させていることがある**

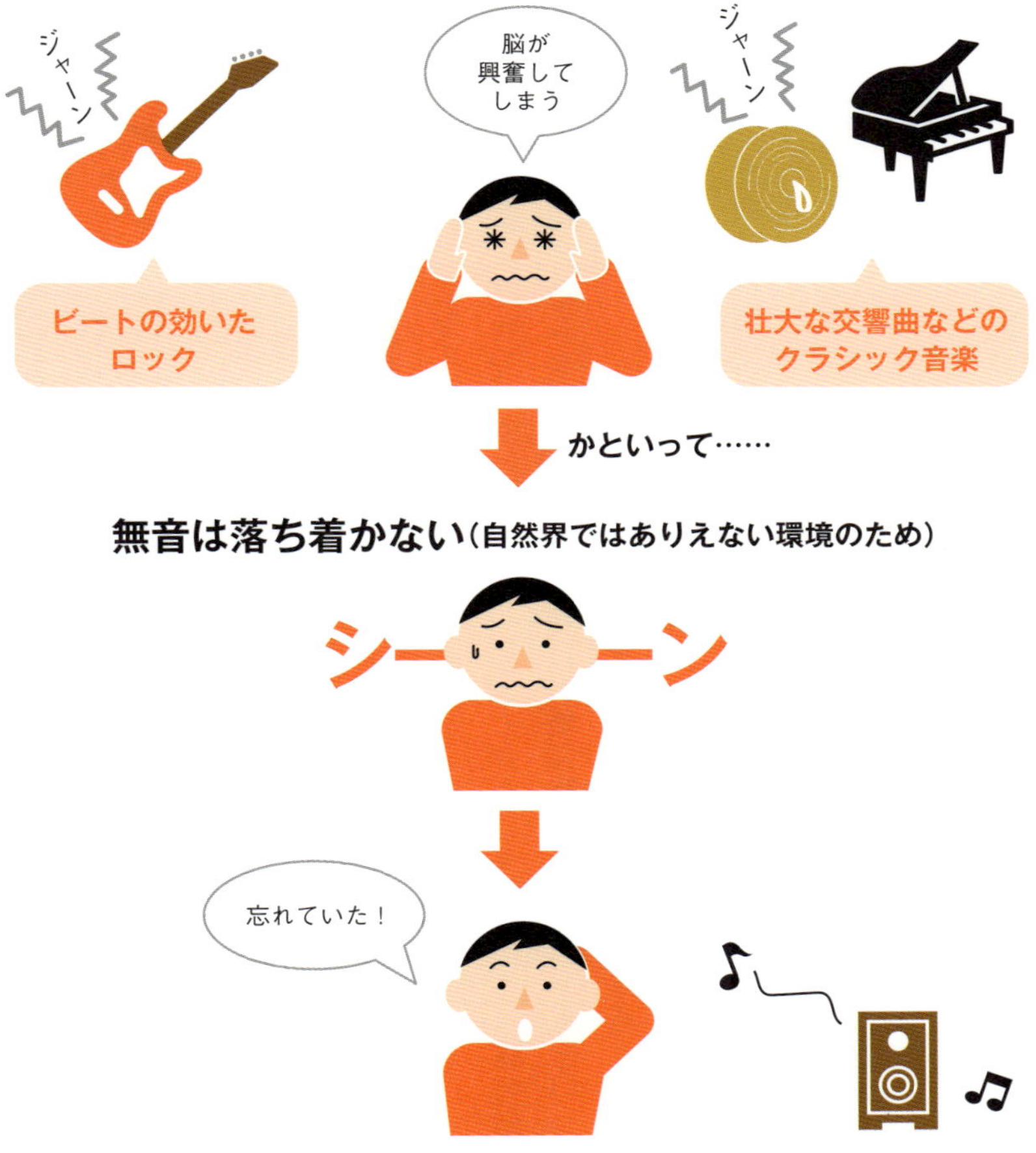

**もっともいいのは、鳴っているのを忘れるくらい
小さな音量でBGMを流すこと**

10 誰でもすぐできる、超カンタン瞑想《めいそう》法

「瞑想」にトライしたことはありますか？

瞑想とは、集中とリラックスが共存している状態です。生理学的に言うと「感覚の遮断《しゃだん》」。**脳は起きていても、体の感覚はなくなります。**

私の鍼灸院《しんきゅういん》にくる患者さんたちはみな、施術中、瞑想状態になります。

浅く針を刺して、そのままそっとしておくと、12分ほどで副交感神経優位になり、夢うつつに。

眠っているのと同じくらいリラックスしつつ、意識はあるので寝相が乱れることはありません。

これを日常生活の中でも経験できれば、とても効果的に休息が取れます。

しかし、「自分一人では無理」と決め込んでいる人も多数いることでしょう。

実にもったいない話です。**修行僧のような無我の境地に達せられないからといって、瞑想が「できていない」わけではありません。**雑念が湧《わ》いてもいいし、何かに到達する必要もありません。

難しいルール抜きの、誰でもどこでもできる瞑想法を、36～37ページでお教えしましょう。

「瞑想」って難しいもの？

瞑想とは

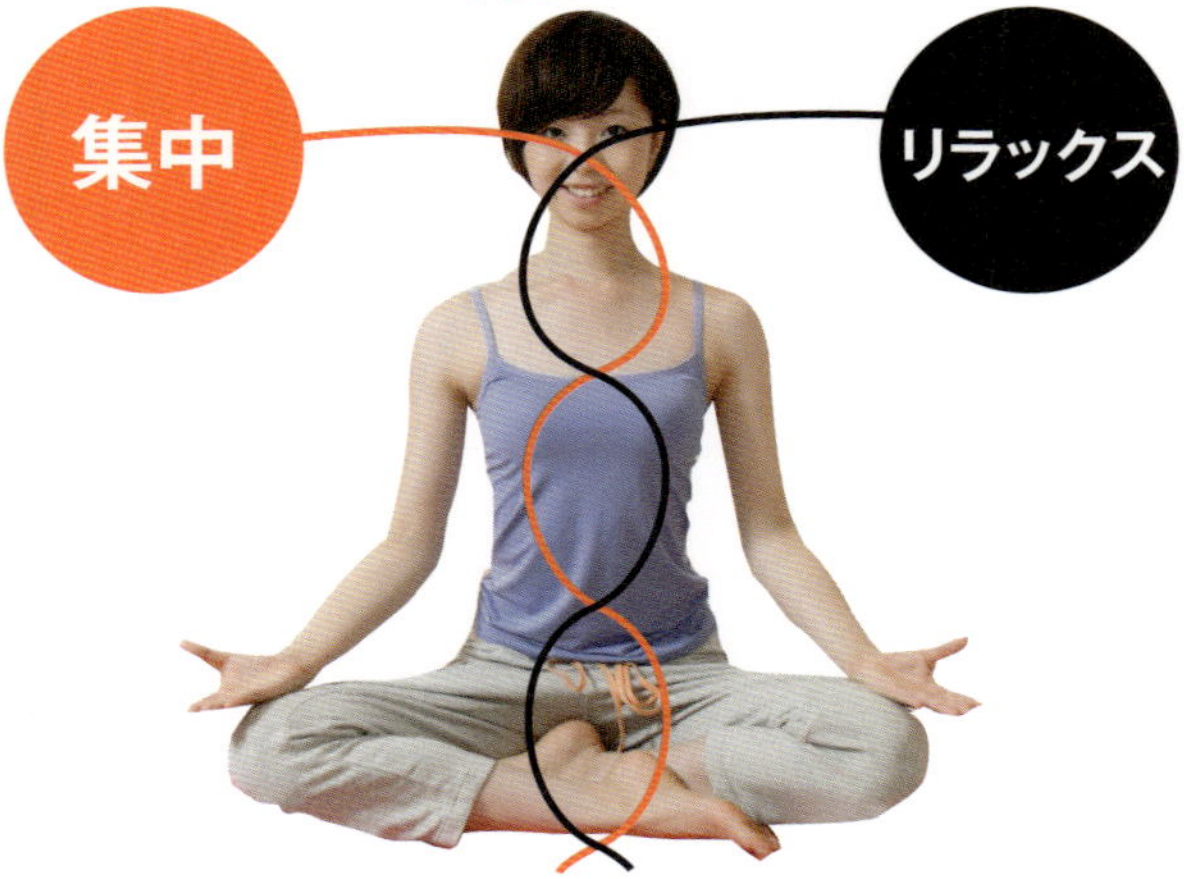

集中とリラックスが共存している状態

でも…

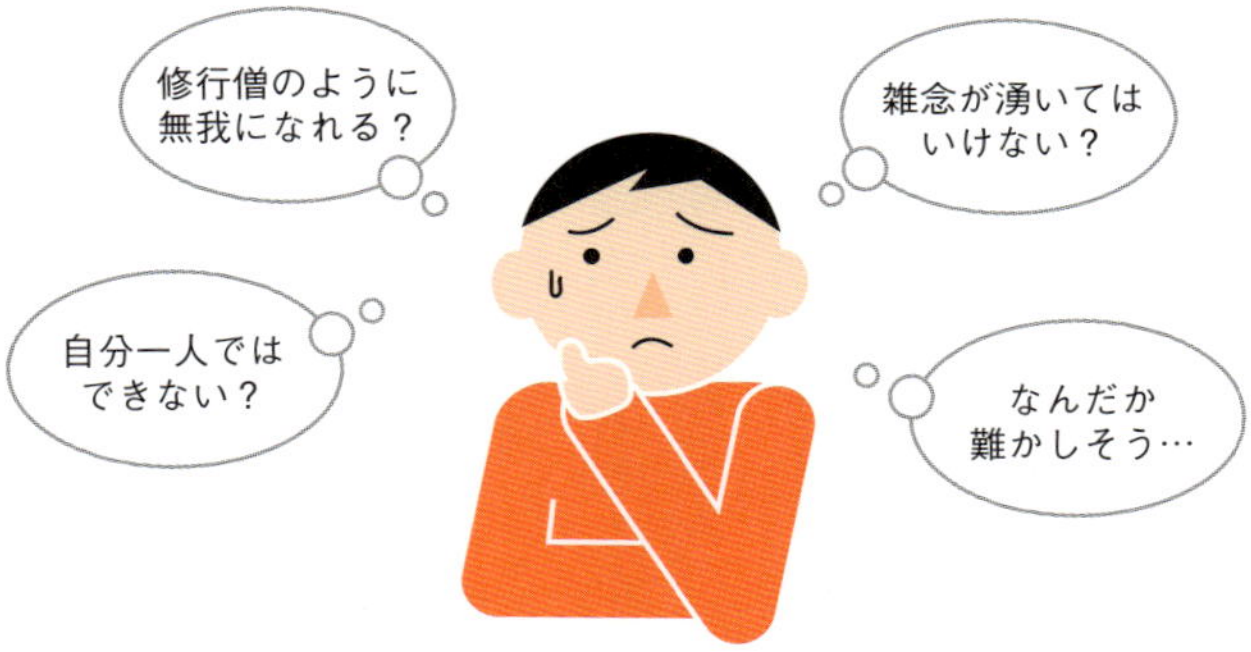
修行僧のように無我になれる？
雑念が湧いてはいけない？
自分一人ではできない？
なんだか難かしそう…

そんなアナタに難しいルール抜きの、誰でもどこでもできる瞑想法があります

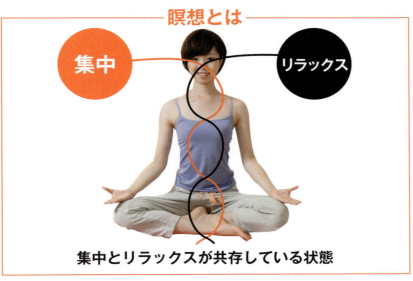

ここでご紹介するのは、**TM瞑想（トランセンデンタル・メディテーション）**という、ヒンドゥー教由来の伝統的な瞑想法を下敷きにしたもの。

正式なやり方は専門知識が必要ですが、ここは初心者でも簡単・安全にできる方法をお教えしましょう。

①長坐位《ちょうざい》（足を投げ出して座る）になる
②手のひらを上に向けて目を閉じる
③ゆっくり腹式呼吸をする

これだけで、副交感神経がONになります。

雑念が湧いてもOK

手のひらを上に向けるのは、何も手に触れないようにするため。**五感をできる限りOFFにすることがポイント**なのです。目を「半眼《はんがん》」ではなく「閉眼」にするのも同じ理由です。

瞑想中は頭の中を空にしないといけない、と考えがちですが、雑念が湧いてきても構いません。**深く腹式呼吸をすることだけ意識して、15分間過ごすだけでいい**のです。

きっちり15分間行う必要もありません。なんとなく15分くらいかな、と思ったら目を開けましょう。驚くほど気持ちがスッキリしていることに気づくはずです。

初心者向け簡単・安全な瞑想法

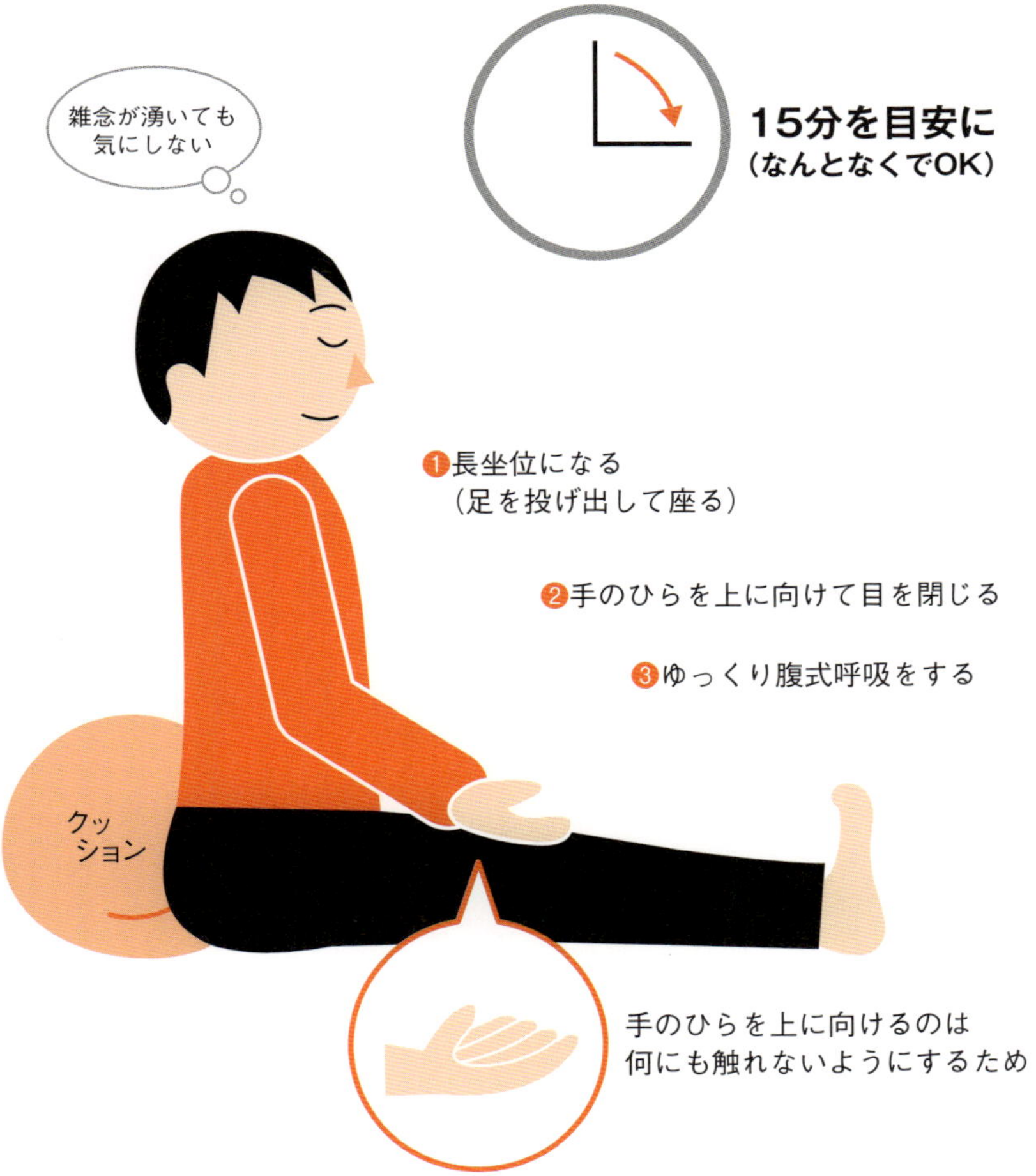

五感をできる限りOFFにしよう！

11 体の疲れに効くツボ

東洋医学と言えば、多くの方が思い浮かべるのが「ツボ」。私の鍼灸院でも、鍼灸によるツボ刺激で患者さんの体調を整えています。

ここでは皆さんが自分で身体をケアできるよう、指圧によって体を上手に休ませる方法をお教えしましょう。

最初に紹介するツボは「関元《かんげん》」。おへそから指四本分下の、いわゆる「丹田《たんでん》」にあります。スタミナ切れのとき、両指を重ねて5秒ほど押し込むと元気が回復します。

イライラや緊張を解きたいときは「内関《ないかん》」。腕の内側、手首のシワから指3本分下にあるツボです。リラックス効果のほか、ストレスによる食欲不振や乗り物酔いにも効果あり。

パソコン作業で眼の疲れを感じた時は、目尻と眉尻の間の小さなくぼみにある「太陽《たいよう》」が効きます。中指の腹で軽く揉むように指圧すると目がスッキリします。

首や肩が疲れたら、「肩井《けんせい》」というツボを押しましょう。

首の付け根から肩の間の中間点に位置するこのツボは、上から垂直に押すのがコツ。中指と人差し指で、3秒押して3秒離す、と言う風にリズムをつけることで血行がよくなり、凝りが軽減されます。

体の疲れに効くツボ

スタミナ切れ

関元
おへそから指4本分下

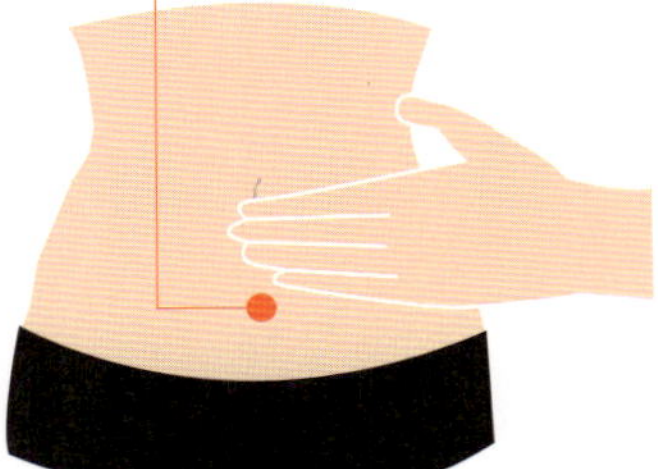

心の緊張

内関
ぐっと握ると
出る節が目印

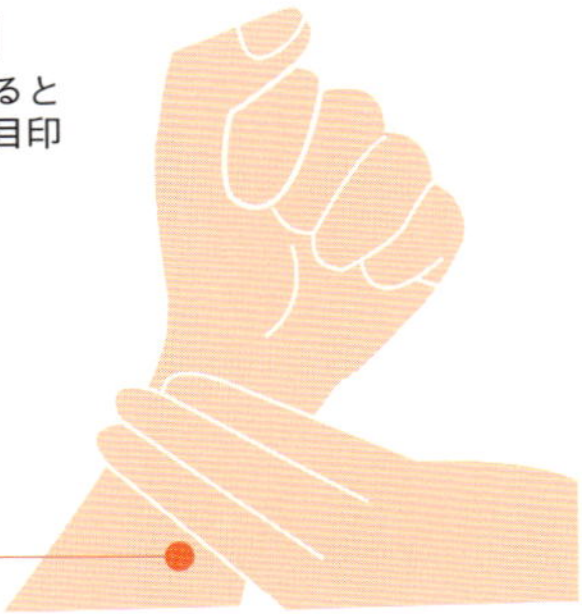

目の疲れ

太陽

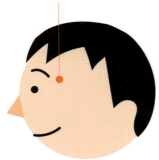

首肩の疲れ

肩井

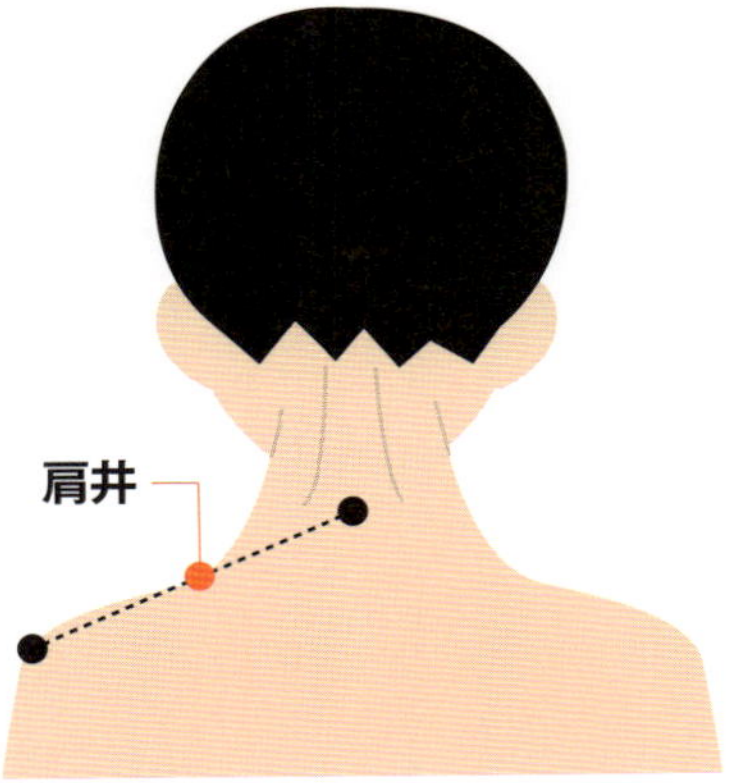

首後ろの突起した骨と肩の先端を
結んだ中間地点

コラム

休み明けには「陽気」を上げよう

陰の状態と、陽の状態は自分である程度コントロールできます。

この章では陰の状態をつくる方法を主にご紹介してきましたが、休みが終わって、活動へと移るときには、陽のスイッチを入れたいところです。

これを東洋医学の用語で「陽気を上げる」と言います。休み明けには、ぜひこの習慣を持っていただきたいと思います。

陽気を上げるもっとも簡単な方法は、「大きな声を出す」こと。

発声練習するもよし、部屋でかけている音楽に合わせて歌うもよし。「おはよう」の挨拶《あいさつ》を大きな声で言うのもいいですね。

朝食をとるときは、熱いもの・辛《から》いものがおすすめです。熱いコーヒーは刺激になりますし、湯気《ゆげ》の立った味噌汁《みそしる》も体を目覚めさせます。

ほか、甘味も陽気を上げます。パンやお米などの糖質をしっかり噛んで食べると、パワーが湧いてくるでしょう。

朝風呂に入る人は、42度くらいの高めの温度でシャワーを勢いよく浴びましょう。夜にぬるめのお風呂に浸《つ》かる「陰」の入浴とは逆で、「陽」にシフトするには体温を上げることと、シャワーの刺激で触覚を目覚めさせることがコツなのです。

軽い運動もおすすめです。ランニングやウォーキングはもちろん、「ラジオ体操」も効果的な全身運動です。時間がない場合は、家から駅までの道を早歩きするだけでも効果アリです。

このように、朝にしっかり陽気を上げると、幸せホルモンの「セロトニン」が出ます。

日中にセロトニンがしっかり出ると、夜には眠気を促すメラトニンの分泌量も上がり、ぐっすり眠れます。

活動の始まりで陽気をしっかり上げることで、休息に入るときの陰気もきちんと働くのです。

陰陽の流れを上手に利用して、メリハリよく毎日を過ごしましょう。

第二章

疲れを溜めない体をつくる！すごい食事法

12 甘いものは、「乾いた糖分」がオススメ

昨今、「甘いもの」に対する風当たりは強くなるばかり。太る、老化する、生活習慣病になる……と、すっかり悪者扱いです。

しかし**糖は大事なエネルギー源であり、疲労回復には欠かせない成分**です。とくに頭脳労働者には不可欠。血管を循環する糖質の約25％は、脳で消費されるからです。

ですから、**甘いものを我慢する必要はありません。**摂りすぎず、「ほどほど」にすればいいのです。

ところが、この「ほどほど」ができない人も多数。糖質はつい摂りすぎるものであり、この依存性が「悪者扱い」される理由でもあるのです。

しかしここにも、上手な抜け道があります。

実は、依存しやすいのは脂質と組み合わされた糖。「甘い誘惑」の象徴ともいえるケーキやシュークリームは、脂と糖でできた食べ物です。**対してドライフルーツなど、脂を伴わない糖なら摂り過ぎる危険はまずありません。**

私の地元・京都の銘菓「八つ橋」もおすすめです。原料は、米粉と砂糖と桂皮《けいひ》（シナモン）。シナモンは発散性のスパイスなので、ストレスが溜まりがちな方々にも最適です。

糖質を摂りすぎない上手な「抜け道」

糖は疲労回復には欠かせない、大事なエネルギー

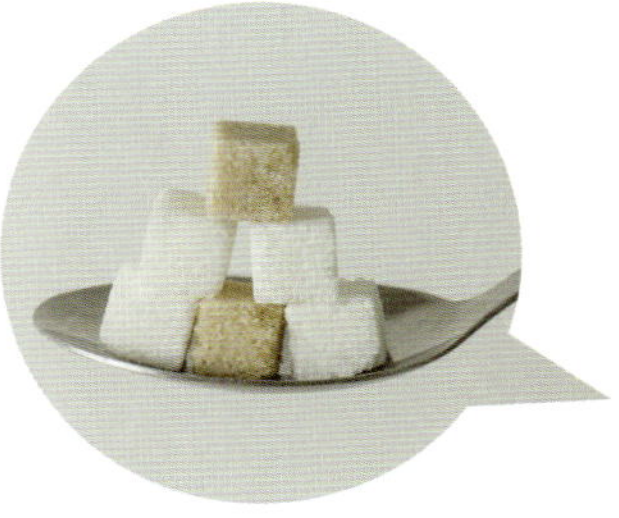

とくに
頭脳労働者には
不可欠

脳だけで
全体の
25%
を消費

しかし

「ほどほど」に
摂りすぎないのは
難かしい

抜け道

誘惑

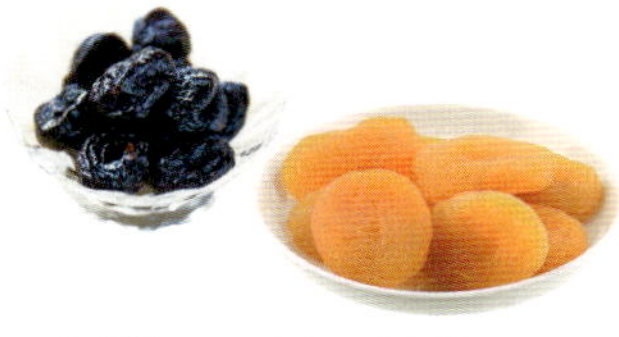

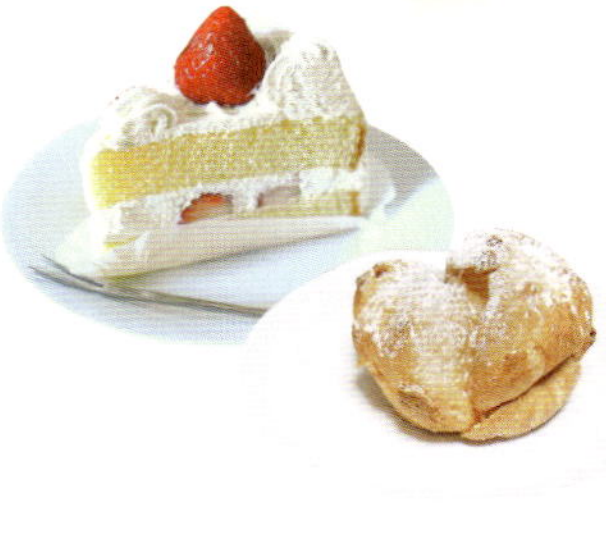

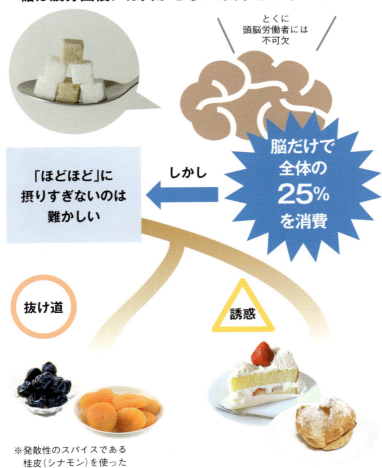

※発散性のスパイスである
桂皮（シナモン）を使った
「八つ橋」もおすすめ

**脂を伴わない糖なら
摂り過ぎる危険を回避**

**脂質と組み合わされた
糖は依存しやすい**

13 「体にいい」よりも、「食べて心地いい」ほうを優先する

健康志向の人ほど、「～を食べるべし」「～は食べすぎてはいけない」といった掟《おきて》を自分に課しているもの。

この掟の基準となるのは食品の成分です。この栄養素はたくさん摂ったほうがいい、この添加物は危ない、というふうに、体に良いもの・悪いものが分けられています。

対照的に、**東洋医学の専門家は、「薬膳」メニューを整える際、成分だけで献立は考えません。「体に良い」よりも「食べて心地よい」のほうを重視するから**です。旬《しゅん》の瑞々《みずみず》しい素材を使って、そのとき体が欲する調理法で食べるのが一番、という考え方です。

栄養を気にしすぎると「心地よさ」が減り、かえって体によくない結果になることがあります。

「これは体にいいから」と、欲しくもないものを頑張って食べると、消化吸収率が落ちます。**体に良いかどうかなど考えず、「おいしい！」と思って食べたほうが、かえって栄養が摂れるのです。**

ジャンクフードや揚げ物をやたらとタブー視するのも考えものです。食べすぎない程度なら、罪悪感など抱かずに味わってＯＫ。「本当は食べてはいけないのに」などと考えながら食べるのは、胃もたれのモトです。

「食べて心地よい」を重視しよう！

東洋医学では「体に良い」よりも
「食べて心地よい」を大切にする！

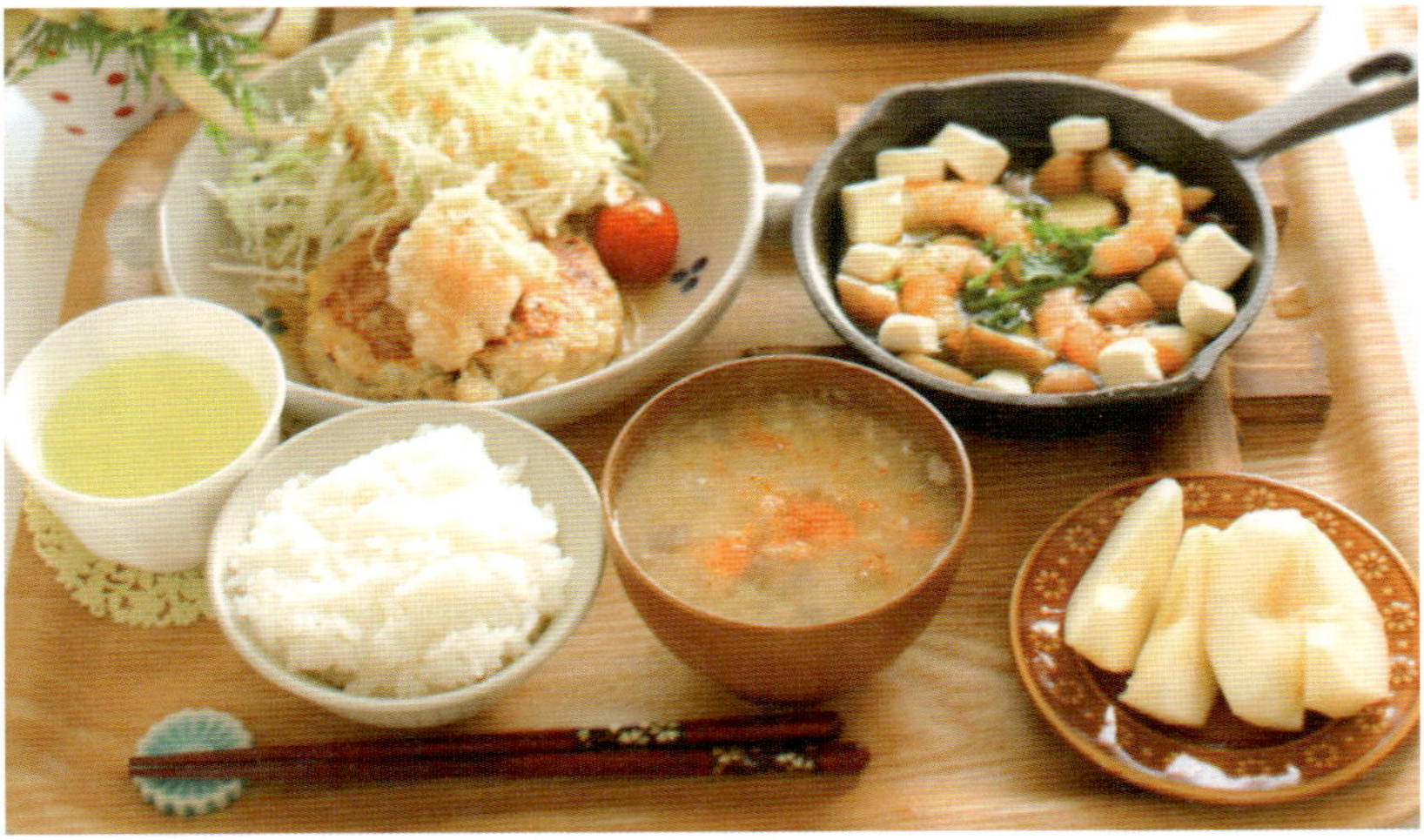

- 栄養を気にしすぎると「心地よさ」は減ってしまう
- 「体にいいから」と欲しくないものをムリに食べない

ジャンクフードや
揚げ物も、
適量ならOK、
味わって食べよう

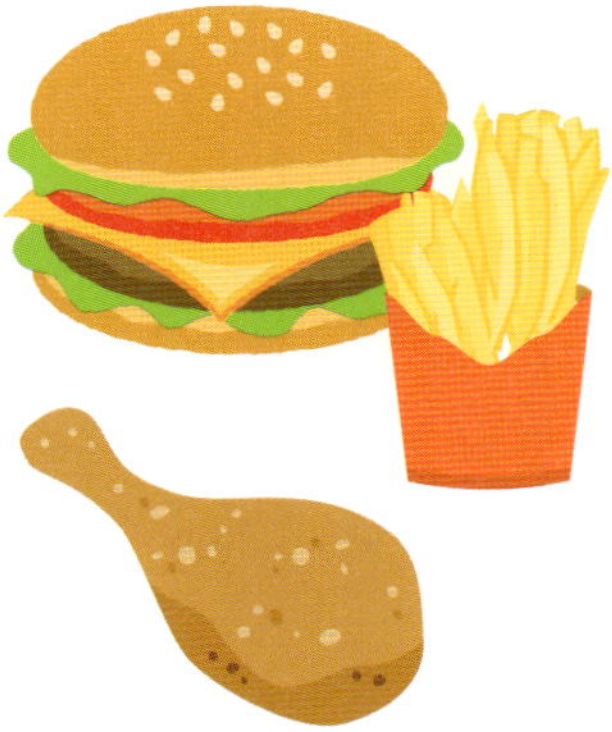

14 「1日2食」で胃腸を空っぽにする時間を作る

健康長寿には「腹八分目」が大事、とよく言われますね。とはいえ毎食「満腹の手前」を意識するのも少々気づまりでしょう。

そこでおすすめしたいのが、**「軽めのランチ」**です。

ランチの後に猛烈な眠気がきて仕事にならない、という経験を、誰もが一度はしているはず。これは消化機能に「気血《きけつ》」（活動のモト）が集中し、頭がおろそかになるせいで起こる現象です。

頭脳労働をする人は、ランチを「おにぎり一個とお茶」「リンゴ一個」などで済ますのが得策。とくにリンゴは、満足感が得られる上に消化しやすく、胃腸をスッキリさせるスグレモノです。

思い切って**1日2食にするのも良い方法です。胃腸を空っぽにする時間を持つと、酷使されていた胃腸が元気を取り戻すのです。**

空腹感が次の食事をよりおいしくするのもメリットです。

「1日2食は太る」「血糖値が急激に上がって危険」などと言われて何かと避けられがちですが、炭水化物から食べ始めない、などの工夫をすれば大丈夫です。

ただし糖尿病の人は例外。1日3食、それぞれ軽めに摂るのが安全な方法です。

おすすめ！「軽めのランチ」

ランチの後　眠くて仕事にならない

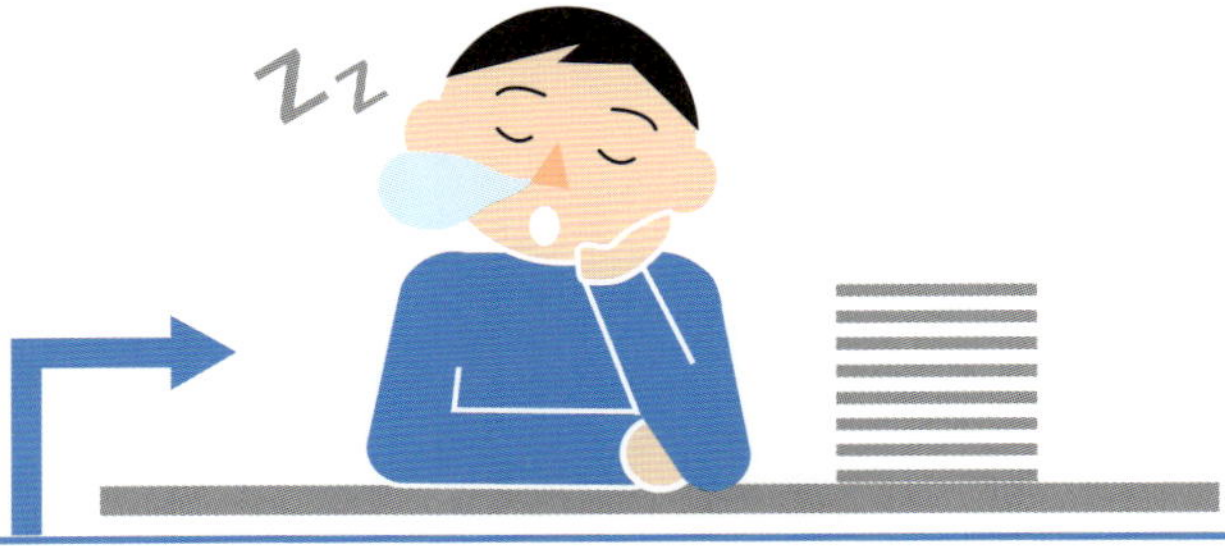

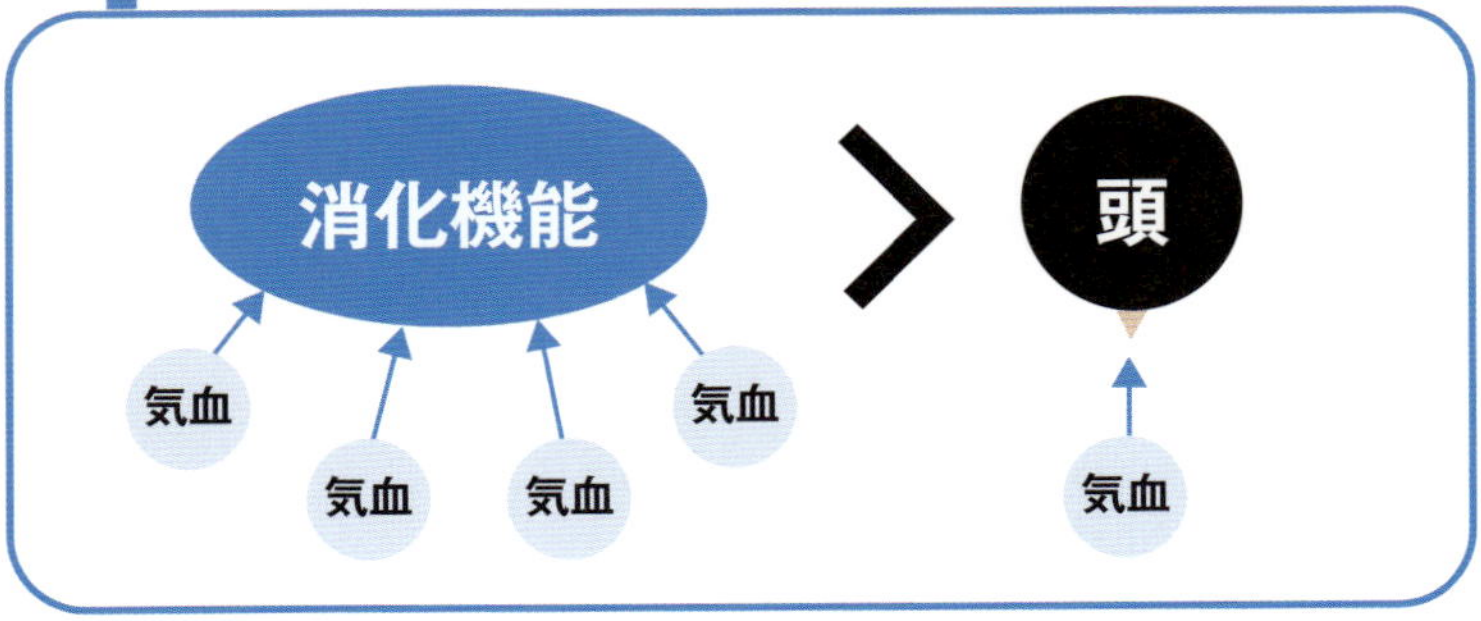

そこで、軽めのランチで眠気を撃退！

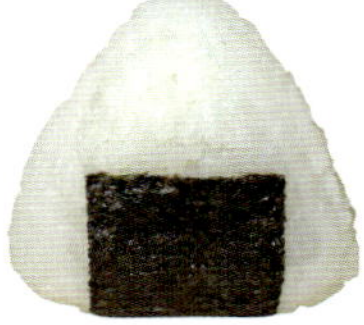

や

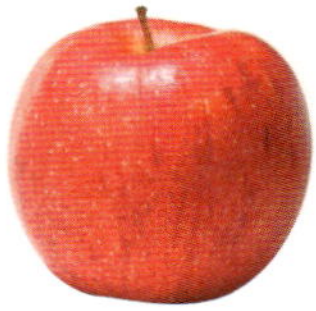

- とくに頭脳労働の人におすすめ
- リンゴは、胃腸をスッキリさせる
- 思い切って１日２食にしてみてもマル

糖尿病の人は例外

15 「爽快」と「依存」は、似て非なるもの

「なぜか無性に○○が食べたい」という感覚を覚えることがあるでしょう。これにはきちんと理由があります。

スイーツを食べたあと、やたらとポテトチップスが食べたくなるのは、糖質を取ってカルシウムが抜けたから。ミネラルを取ろうとして、体が塩気を求めるのです。

体は、そのとき体内に欠けている成分を自然に欲するものです。 疲れて喉《のど》が渇《かわ》いているときに瑞々しい果物を欲したり、体を芯《しん》から温めたいときに熱いスープを欲したりするのも同じ理由です。

そんなときは、体の求めに応じて食べるのが一番ですが、気を付けたいのは「依存」になっているケース。こちらは成分が欠けているのではなく、習慣から抜けられなくなっているだけです。

両者を見分ける方法は簡単。**「やめられない、とまらない」なら依存**です。先ほど例に挙げたポテトチップスも、**「ほどよい」ところでやめられるなら問題ナシ。** そうでない場合は「買わない」「食べない」と厳しく自分に課したほうがよいでしょう。

「欲するものを食べる爽快感」と、「依存しているものを食べる快楽」の境界線を、しっかり見極めましょう。

「依存」かどうか、きちんと見極める

● やたらとポテトチップスが食べたくなるのは、糖質を摂ってカルシウムが抜けるため

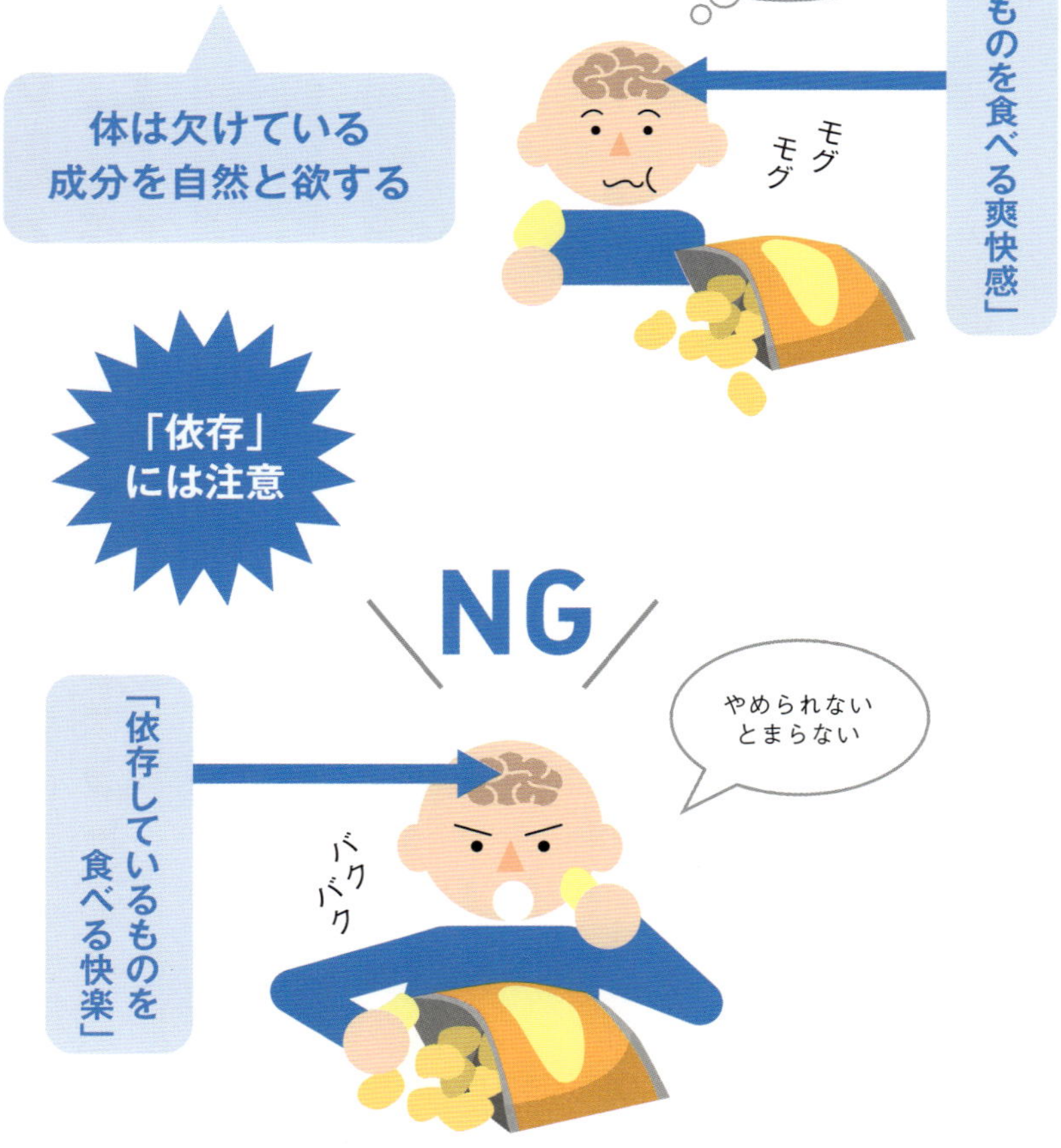
体は欠けている
成分を自然と欲する
スイーツのあとの
ポテトチップスは
おいしいなあ
「欲するものを食べる爽快感」
モグ
モグ
「依存」
には注意
NG
やめられない
とまらない
「依存しているものを食べる快楽」
バク
バク

「ほどよい」ところでやめられないなら、
「買わない」「食べない」

16 5つの味の効果を知って、コンビニで「食養生」をしよう

「食養生」という言葉をご存じですか？

健やかな体を保つために、体質やそのときの体調に即した食べ物を摂る、ということです。

前のページでお話しした**「体が求めているものを食べる」**ことは、**一番シンプルな食養生。**

ここでは、もう一歩進んだ食養生のワザ――「どんなときに、どんなものを体は欲するのか」を知る方法をお教えしましょう。

その入口は「味」にあります。

東洋医学では、食べ物の味を次の「五味」に分けます。

5つの味それぞれに、体に及ぼす作用があります。

①**酸味《さんみ》**→引き締める「収斂《しゅうれん》」

②**苦味《にがみ》**→冷やす「固める」

③**甘味《あまみ》**→気血を増やす「養なう」

④**辛味《からみ》**→開放的に緩める「発散」

⑤**鹹味《しおからみ》**→脱水でしんなりさせる「弛緩」

この中で、**パワーアップに最も効くのが甘味。**活動やスポーツの前に摂るには最適です。対して、スポーツの後は酸味が適しています。筋肉の中で発生した乳酸が疲労を発生させるので、それを分解する「クエン酸」が必要だからです。

スポーツドリンクがさわやかな酸味をきかせているのはそのためです。

逆に体が冷えやすい人は、酸味の「引き締め」

「五味」の体に及ぼす影響

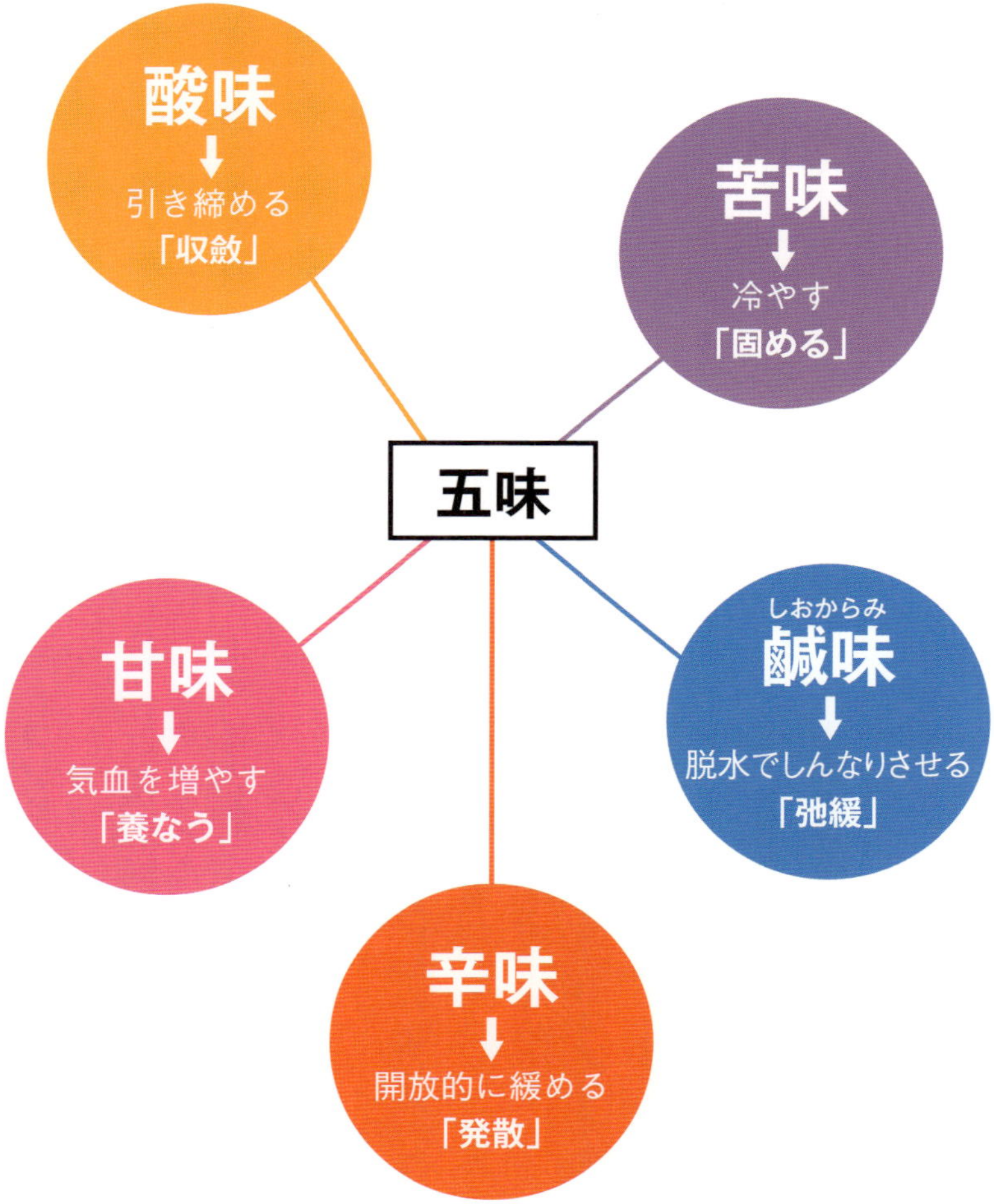

五味を知れば「どんなときに、どんなものを体が欲するか」がわかる！

は適しません。発散系の甘味と辛味の組み合わせがおすすめ。焼肉のタレの味、とイメージしていただければよいでしょう。さらにトウガラシで辛味をプラスすれば最強です。

苦味も引き締める味ですが、加えて「アラーム」の機能も。

人間の体は苦味を「毒」と認識するため、集中力が上がります。朝のコーヒーで目覚めるのは、カフェインの作用以上に、苦味の刺激効果もあるのです。

コンビニの棚には「五味」がそろっている

とすると、コンビニで売っているお菓子やスナックでも、立派に「食養生」ができることになります。

もう一仕事頑張りたいならスイーツ。疲れ気味の夜にはサワークリーム味のポテトチップス。体温を上げたいなら激辛のスナック。辛味はストレス発散にも効きますから、心が疲れているときにもおすすめです。

こう考えると、「コンビニ食は不健康」と決めつける必要はない、とわかりますね。お菓子やスナックばかり食べるのはさすがにNGですが、**普通の食事にひと味プラスすれば、賢く疲労回復できる**のです。

「五味」を活かした「食養生」

●パワーアップに効く
●活動前、スポーツ等の前に摂るとよい

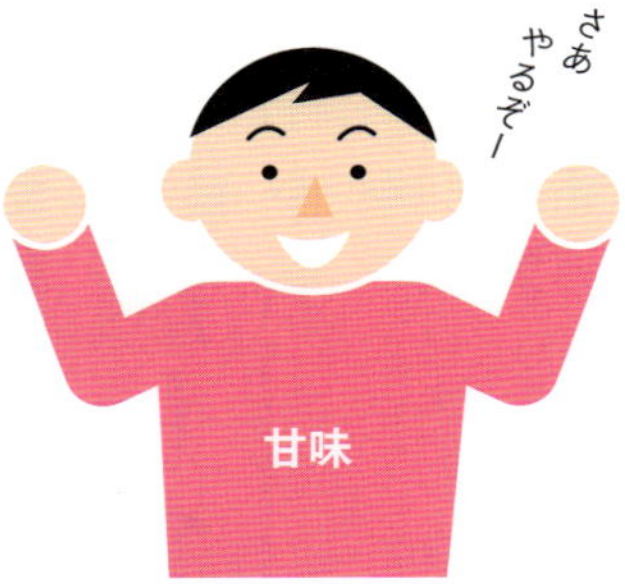

●乳酸（疲労物質）を分解するには「クエン酸」
●スポーツのあとに摂るとよい

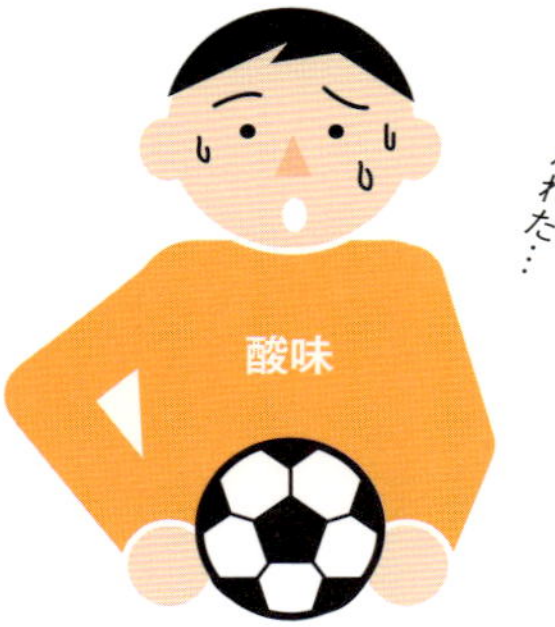

冷えやすい人にはNG
甘味＋苦味がおすすめ

●苦味にはアラーム機能も
例）朝、目覚めのコーヒーを飲む

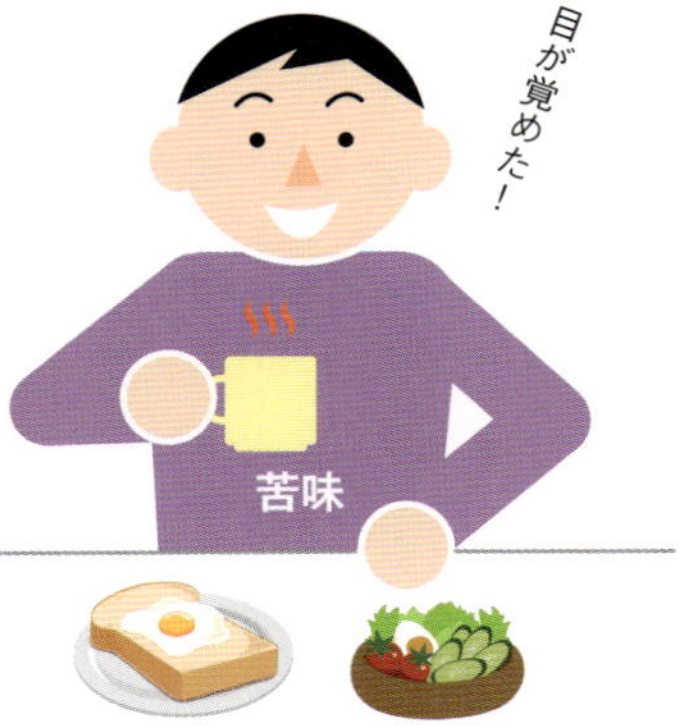

コンビニスイーツをうまく使おう！

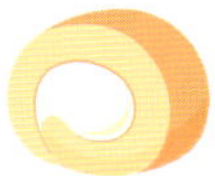

甘味　もう一頑張り

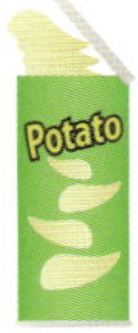

酸味　疲れ気味の夜に

辛味　体温UP ストレス発散にも

※通常の食事にひと味足す程度に

17 「だし」は、胃腸を元気にする究極の癒し食

前項で紹介した「五味」とは別に、日本の食には「うまみ」という味もあります。五味に分類すれば「甘味」に近い作用を果たします。

つまり、パワーを出したいときに適した味。**昆布《こんぶ》とカツオをゆっくり煮だした「だし」を味わうと、活力が蘇《よみがえ》ります。**

だしを醤油《しょうゆ》と塩だけで味付けした「お澄《す》まし」も良いですが、味噌汁にすれば、さらに効果大。

味噌に含まれるアミノ酸もまた、「うまみ」のモトです。新陳代謝を促して消化を助ける力もあるので、胃腸を元気にするにはもってこいです。

味噌の中でもアミノ酸を多く含むのが、名古屋地方でポピュラーな「赤だし」。その代表格が八丁味噌《はっちょうみそ》です。**戦国時代、尾張《おわり》地方の足軽《あしがる》は八丁味噌をつけた縄をしゃぶってハードな行軍を乗り切った、という逸話《いつわ》もあります。**

ちなみに私の実家は祖父の代から医師をしていますが、「風邪を引いたら赤だし」が定番でした。

アミノ酸が促す細胞代謝《たいしゃ》は、東洋医学でいうところの「氣の巡り」。だしは、体に滞った疲れを排出して癒してくれる、心強い味方なのです。

「だし」で胃腸を元気に！

だしの「うまみ」で栄養を養う

澄まし汁よりも味噌汁がおすすめ！

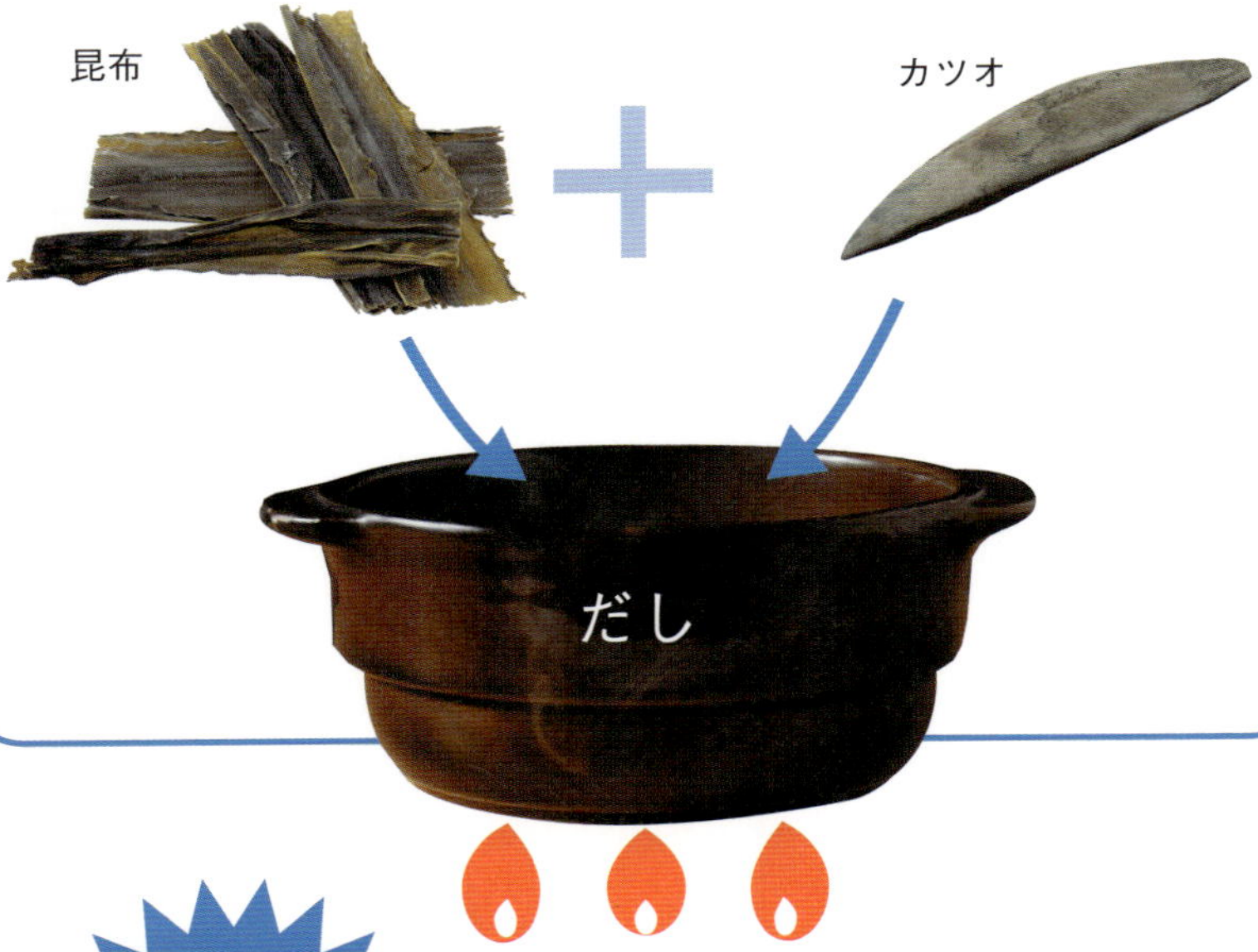

さらにおすすめ！

赤だし　八丁味噌

積極的に
摂りたいワケ

- **味噌に含まれるアミノ酸はうまみのモト**
- **新陳代謝をサポートしてくれる**
（氣の巡りが良くなる）

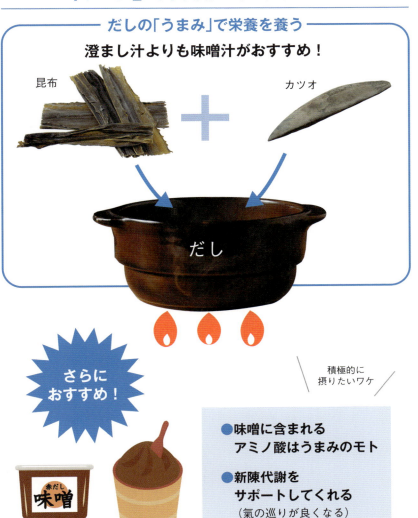

18 「スルメイカ」は、最強のダイエット食

あれこれ我慢せず、ルールに縛られず、ただ体の声に耳を澄ませて、体の欲しがるものを食べる——これが「疲れを取る食事法」の大原則であることは、もうお分かりいただけたでしょう。

しかし中には、それによって太ってしまう人もいます。「腹八分目にできない」「糖分&脂分に依存気味」などに陥っているケースです。ならば、糖分&脂分の組み合わせを避けつつ、満腹中枢を早めに働かせる工夫をしましょう。

その**強い味方が「スルメイカ」**。成分はイカの刺身と同じですから、**脂分も糖分もほとんどゼロ。加えて、硬いものを時間をかけて噛むので、少ない量で満腹感を覚えられます。**さらにはDHAも摂れていいことずくめです。

噛むことで唾液が出る「排泄反射」を促すのもメリットです。

排泄反射は副交感神経が働くときに起きる現象です。副交感神経が活性化すると、胃腸の働きも活性化します。何より、体がリラックスモードになるので食べ物を美味《おい》しく感じます。ストレスからくる食べすぎも、これで防げるでしょう。

「排泄反射」を促してくれる「スルメイカ」

「疲れを取る食事法」の大原則

- あれこれ我慢しない
- ルールに縛られない
- 体の欲しがるものを食べる

中には

- 実行しても太ってしまう
- 腹八分目にできない
- 糖分＆脂分に依存気味

に陥ってしまう人も……

↓ おすすめなのが

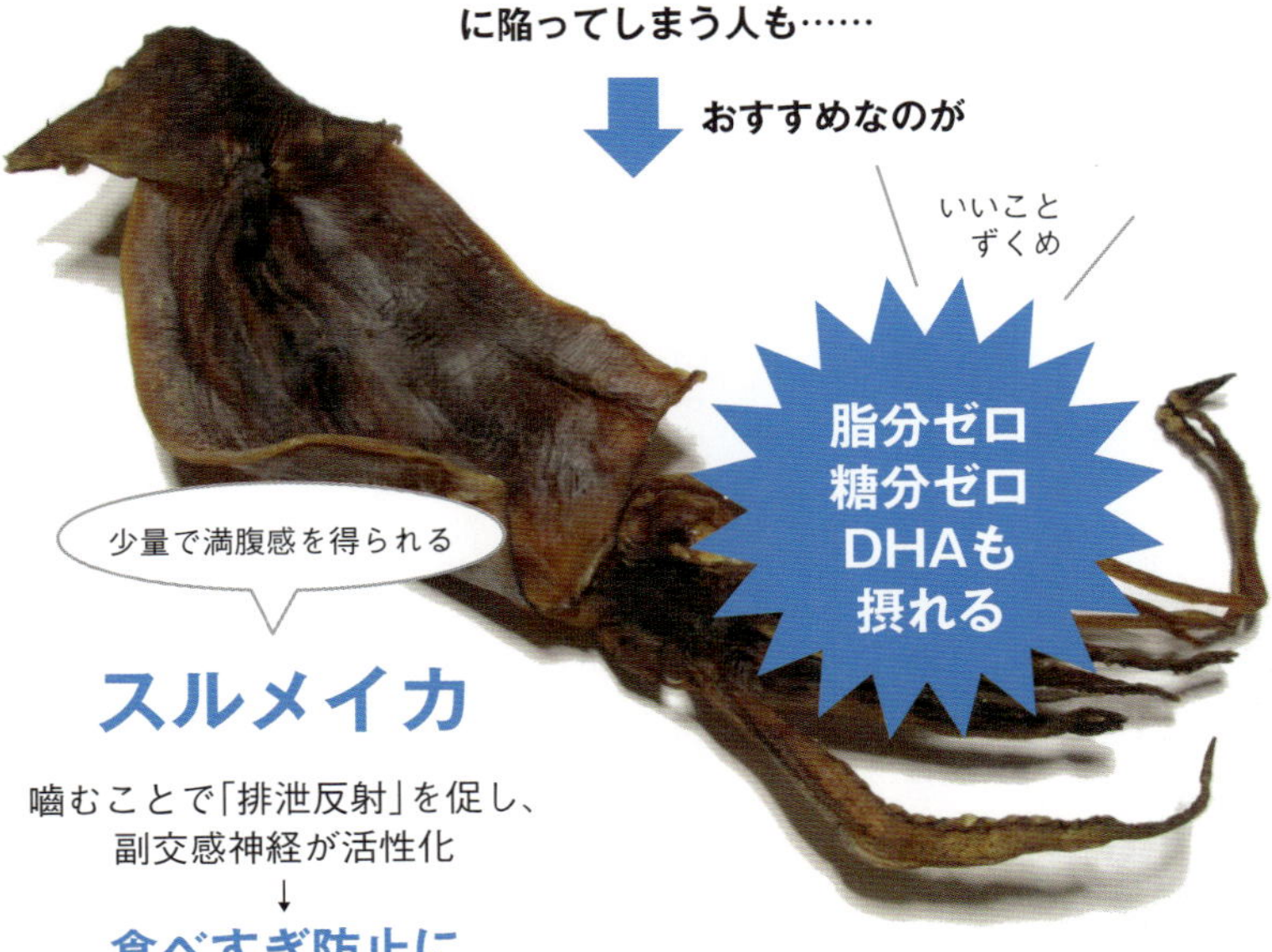

いいことずくめ

脂分ゼロ
糖分ゼロ
DHAも
摂れる

少量で満腹感を得られる

スルメイカ

噛むことで「排泄反射」を促し、
副交感神経が活性化
↓
食べすぎ防止に

19 一口を小さく、ゆっくり食べる

よく噛むことは良いことだ、と言いましたが、これを「面倒臭い《めんどうくさ》」と思う人がいるのもまた事実。

「ご飯をよく噛むと甘味が出て美味しいですよ」と言われても、「いや、ドロドロになって美味しくないよ」と感じる人もいるでしょう。

噛む回数は、その人の環境と深く関わります。育った家庭が「噛まない家風」（？）なら、その習慣は深く根付き、そう簡単には変えられなくなります。

そんな人に「無理して噛め」とは言いません。

おすすめなのは、**噛む回数を増やすのではなく、一口ぶんを小さくすること。**

噛む目的は、唾液に含まれるアミラーゼを食物と混ぜることで、でんぷん質を麦芽糖《ばくがとう》に変え、胃の中でスムーズに消化できるようにすることです。一口を小さくすれば、同じ目的を達成できますね。

食事にかける時間も、自然に長くなります。**時間をかけて食べると副交感神経が目覚め、消化力も上がります。**

「噛まなくちゃ」の義務感など忘れて、小さく一口一口お箸《はし》を運び、美味しさを味わいながら胃腸を元気にしましょう。

「一口を小さくする」メリット

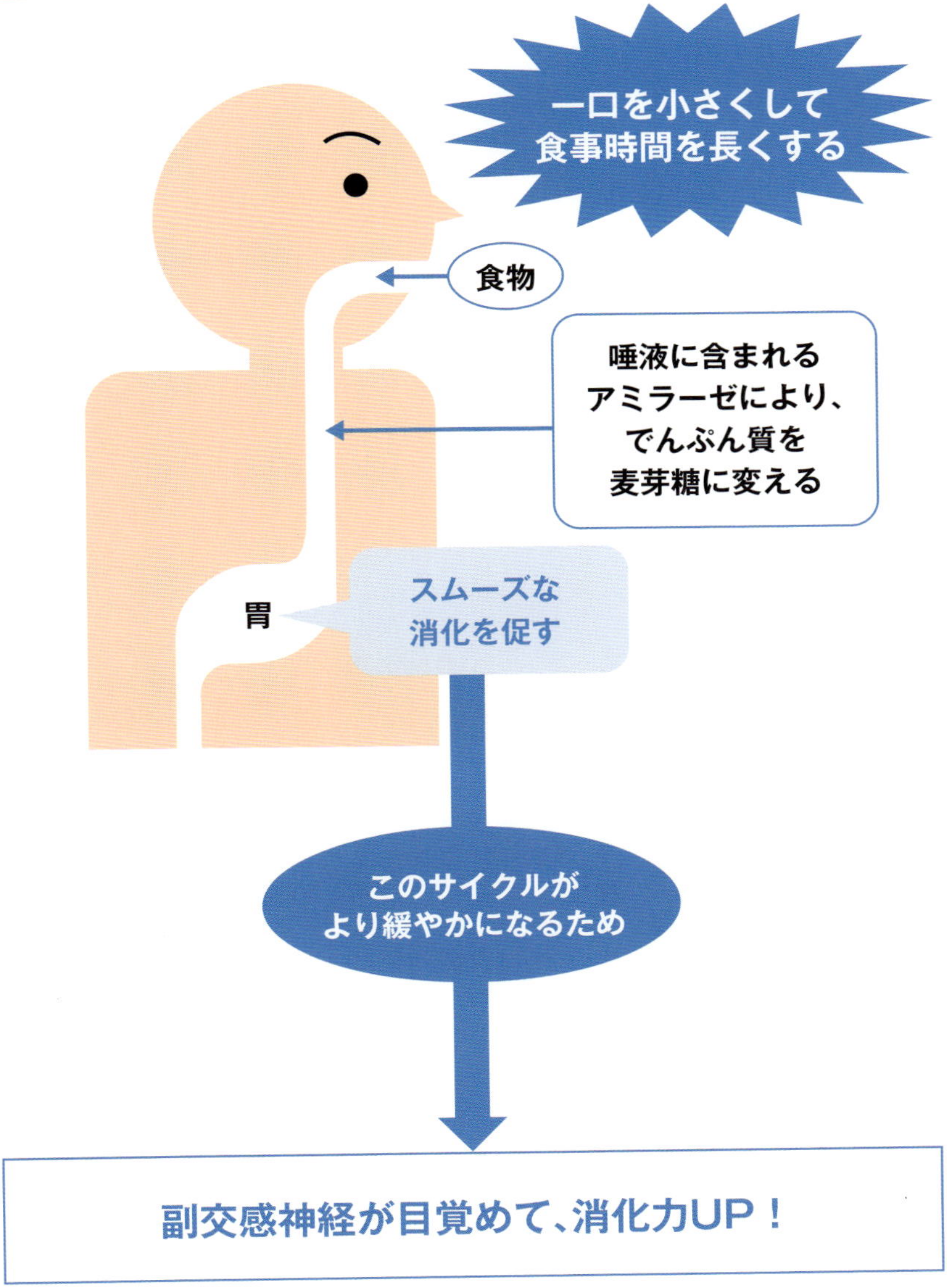

20 コンビニ食がリッチ&ヘルシーになる「おならべ」とは?

時間をかけて食べると胃腸が元気になる、というセオリーから見てとても合理的なのが、和食の「会席料理」。

少量ずつ運ばれてくる一皿一皿を、およそ二時間かけて食べるシステムはお腹の負担は少なく、それでいて満腹感も得られる、理想的な食べ方です。

家での食事で同じことをするのは難しいでしょう。コンビニ弁当なら「一皿」で完結するので、目の前のものをついつい早食いしがちです。

そんなときの工夫は、**まず「丼物《どんぶり》」を避けること**。ご飯とおかずが一体だと手軽に、そして手早く「かっこむ」形になりがち。急激に血糖値が上がる恐れがあります。お弁当なら、幕の内のようにおかずが何品もあって、細かく区切られたものを選ぶのがベターです。

もう一つお勧めなのは、私の患者さんが実践されている**「おならべ」**という方法。**コンビニでお惣菜《そうざい》や、最近流行の高級缶詰を買い、それをキレイな器に移し替えて食べる**のです。

こうするとリッチな気分で食べられるのだとか。ひと手間かけたぶん、丁寧《ていねい》に味わう気持ちにもなりますね。ゆっくり食べられる上に、プチ贅沢《ぜいたく》の「フィールグッド感」も重なって、一石二鳥です。

「おならべ」でかっこまない食習慣に！

一皿ずつ約２時間かけて食べる

「会席料理」

胃腸への負担は軽く理想的

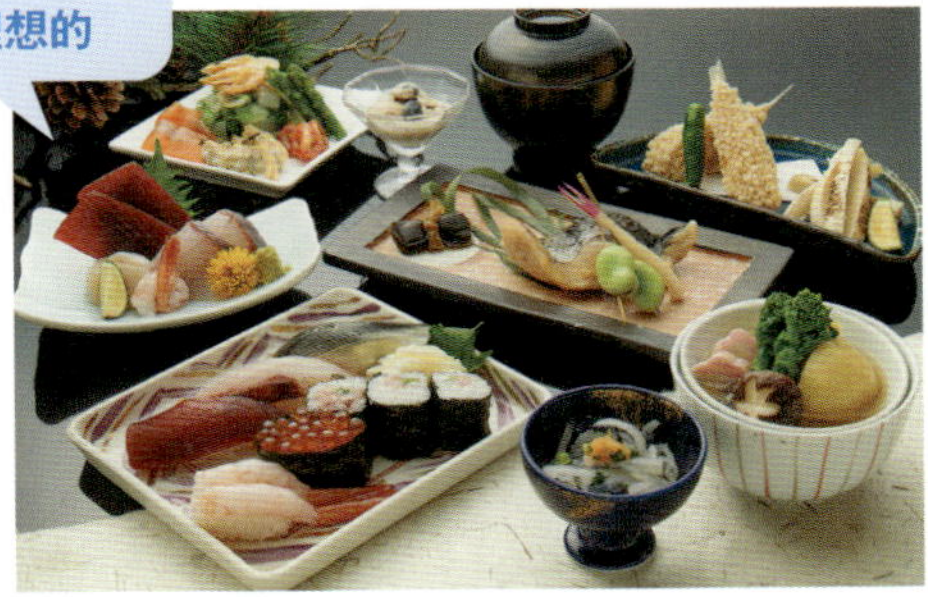

毎日、家庭で食べるのはムリ！
そこで…

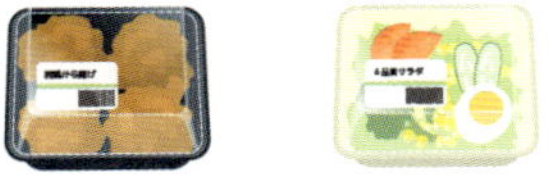

リッチな気分で

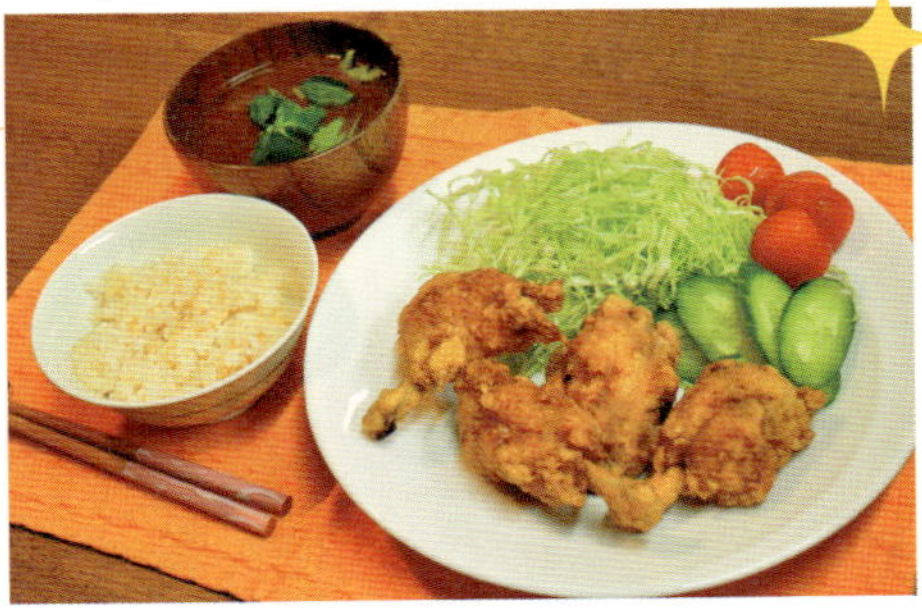

キレイな器に移し替えて、丁寧に味わう♪

21 胃腸に効くツボ

食生活を健康に営むには、胃腸の調子を整えることが不可欠です。

食欲不振で何も美味しく感じない、ずっと胃もたれしている……といった不快感を解消するには、**「中脘《ちゅうかん》」**を押しましょう。みぞおちとへそを結んだ線の中間点にあるこのツボは弱った胃を回復させる最強ツボ。夏バテによる食欲不振にも効きます。両手の指を重ねて軽く3秒ほど押すと胃の不快感が軽くなります。

逆に、ついつい食べ過ぎてしまうときに役立つのが**「飢点《きてん》」**。このツボは耳にあります。耳穴の前の小さなふくらみの中央部分を左右同時に押すと、「何か口に入れたい」「空腹ではないのに食べたい」といった過剰な食欲がおさまります。食事10分前ぐらいのタイミングで押すとよいでしょう。

胃腸を活性化するには**「足三里《あしさんり》」**も効果的。膝のお皿の外側のくぼみから指四本分下にあります。足の疲れやスタミナ維持にも効く万能ツボです。

なお、「味覚をよくするツボ」もあります。腕の内側の手首のシワと肘のシワの間にある**「郄門《げきもん》」**を押すと緊張が和らぎ、くつろいで食事を味わえます。

胃腸に効くツボ

食欲不振

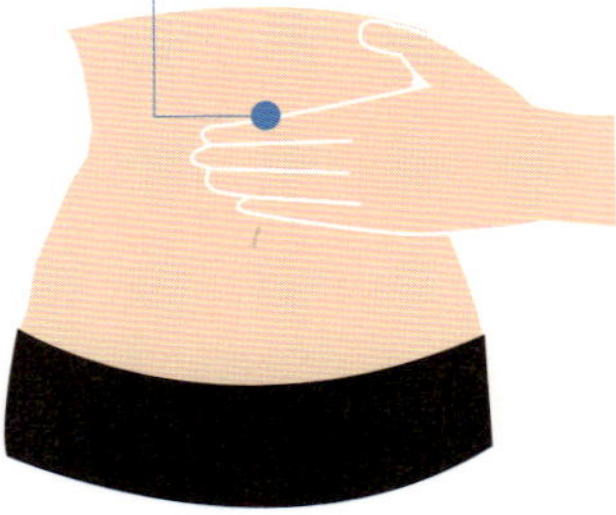

食べすぎ

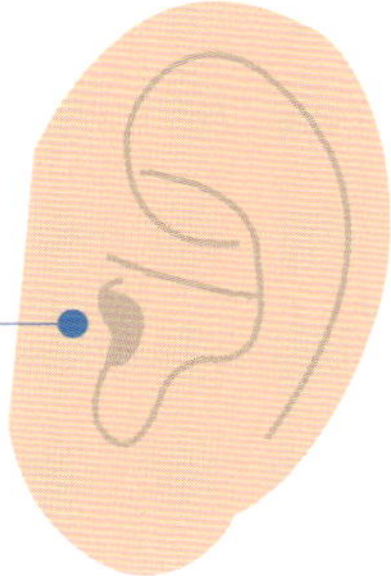

胃腸を活性化

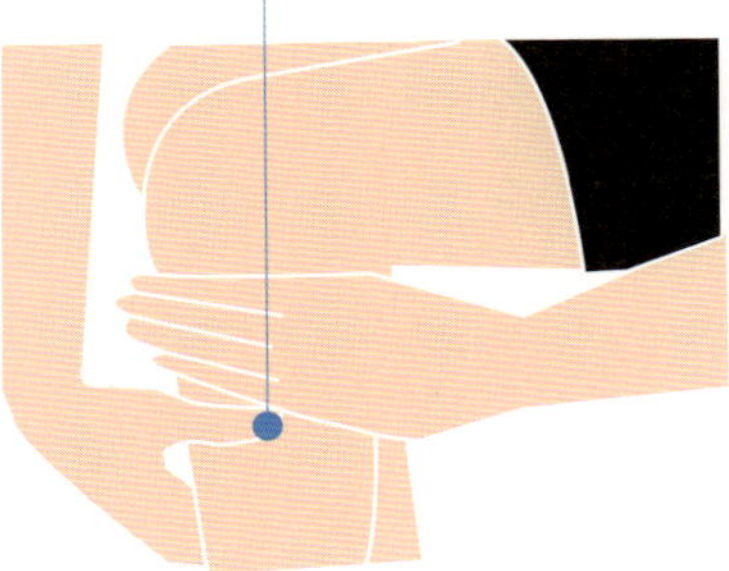

味覚が良くなる

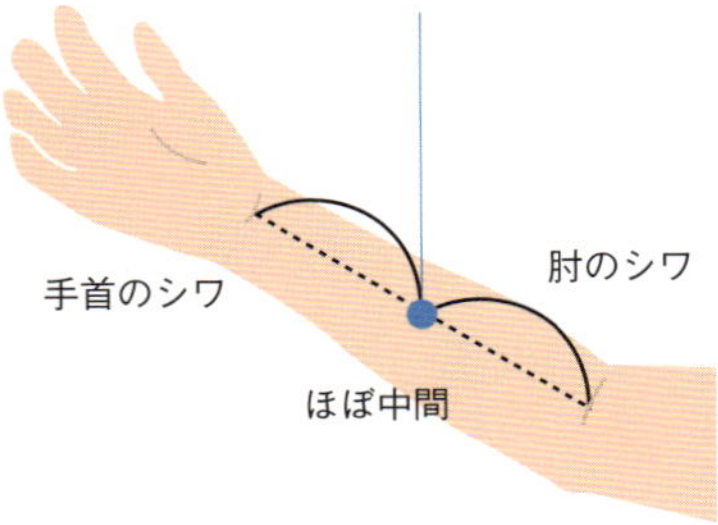

コラム

平安時代まで、日本の食文化に「苦味」はなかった

日本にはもともと、「苦いもの」がほとんどなかったことをご存じでしょうか。日本中の食材を見渡しても、フキノトウなどの山菜くらいしか見つかりません。何百年にもわたって、日本人は苦味を知らなかったのです。

そこに大きな変化が訪れたのが12世紀。かの名僧・栄西《えいさい》が留学先の中国（宋《そう》）から「茶」の種を持ち帰ったのです。

その目的は、「美味しいから」ではなく、心臓病への効能を期待してのことでした。心臓病に効く「苦味」を持つ食材が日本にはなかったため、中国に求めたのです。彼の著作『喫茶養生記』の冒頭の一文が、「茶は養生の仙薬なり」から始まっていることからも分かる通り、日本に伝来したばかりのころ、茶は「薬」だったのです。

時代は流れ、15世紀に茶は「文化」として花開きます。千利休《せんのりきゅう》が確立した茶道を、戦国武将たちが積極的に庇護《ひご》。茶室は数々の同盟や密約がかわされる政治の場になりました。

その一方で、茶の苦味は武将たちの「鎮静剤」にもなったと考えられます。

戦国武将は連戦の日々を送っているので、ともすれば心が猛々《たけだけ》しくなりがち。そんなとき、茶の苦味の収斂《しゅうれん》作用で気持ちが静まり、冷静に戦局を見定める理性を取り戻せたのではないでしょうか。

このように苦味には、興奮を鎮《しず》め、血圧を下げる効果があります。

ちなみに本編でも登場した「鹹味（しおからみ）」は、塩味と苦味が合わさった味覚です。

塩味はナトリウム、苦味はマグネシウム。両者は「相剋《そうこく》関係」といって、互いの特徴を抑制し合います。ナトリウムだけをとると血圧が上がりますが、マグネシウムが一緒ならその危険が緩和《かんわ》されます。高血圧の人の食事には精製塩ではなく、マグネシウムの入った岩塩を使おうと言われるのはそのためです。

苦味にはこのように、様々な効能があります。今はすっかり嗜好品《しこうひん》となったお茶も含め、苦味と健康維持の関係を知っておくと、何かとお得かもしれませんね。

第三章

疲れを取りやすい体をつくる！すごい運動法

22 カバンをリュックに変えると、通勤が運動タイムになる

朝は、休息の「陰」から活動の「陽」へとシフトする時間帯。その「スイッチ」の役割を果たすのが朝日です。

朝一番に日光を浴び、眼の中に光が入ると、ぱっちり覚醒《かくせい》すると同時に、体内時計のスイッチが入って「16時間後に眠くなる」タイマーが作動します。夜に良質な睡眠をとるためにも、朝はしっかり体を動かすことから始めましょう。

とくに良いのが散歩です。

朝日を浴びながら散歩するとセロトニンが出ます。ただし20分間続けないと出ないので、少し早めに起きて時間を確保したほうが良いでしょう。

「早起きは辛《つら》くて無理」という方は、通勤のルートでできるだけ長い距離を歩くよう意識しましょう。

その際、**通勤カバンをリュックにするのもおすすめ。**

背筋を伸ばして両腕を振り、肩甲骨をリズミカルに動かすことで運動効果がぐっとアップ。姿勢よく、顔を上げてキビキビ歩けば、朝日もたっぷり浴びられます。

なお、「大股《おおまた》」と「かかと着地」も大事なポイント。

歩幅を広くして、かかとから着地するとダイナミックに全身が動きます。

朝しっかり体を動かすことが大事

いつもの通勤ルートをできるだけ長い距離に

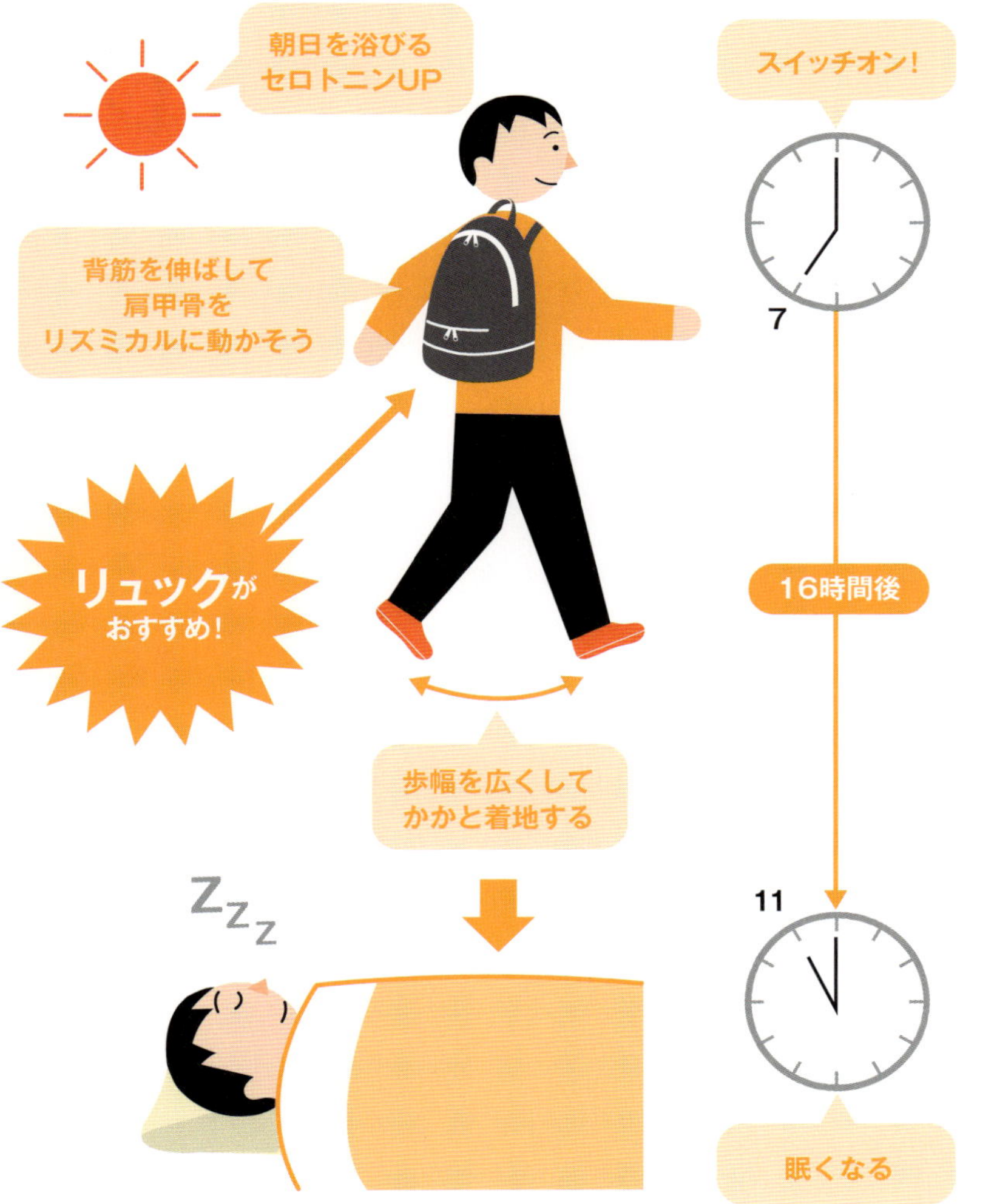

23 「腰ひねり歩き」でストレス解消&シェイプアップ!

夜も散歩に適した時間帯です。こちらは朝の散歩と違い、日中に溜まったストレスを解消するのが目的。

そのコツは、**「腰をひねりながら歩く」**ことです。

①両ひじを曲げ、軽く両手を「グー」にする

②そのまま右腕を左に回して上半身をねじりながら、左脚を右斜め前に出す

③左右を交替。左腕を右に回して上半身を右にねじり、右脚を左斜め前に出す

暗がりならさほど人目につかないので、少々変わった歩き方をしても大丈夫。私も毎晩実践していますが、怪《あや》しまれたことはありません。

腰と脇腹の筋肉が伸びて、とても爽快です。

腰には**「腰方形筋《ようほうけいきん》」**という筋肉があります。**この筋肉が凝《こ》ると呼吸が浅くなり、ストレス耐性が弱まります。**デスクワークで前かがみになることで凝りやすい場所でもあるので、しっかりストレッチしましょう。

なお、「ひねる運動」はシェイプアップ効果も大。身体の側面を大きく動かすと、ウエストがキュッと締まります。見た目にもメンタルにも効く夜散歩、ぜひ毎晩の習慣にしましょう。

「腰ひねり歩き」でストレス解消

1

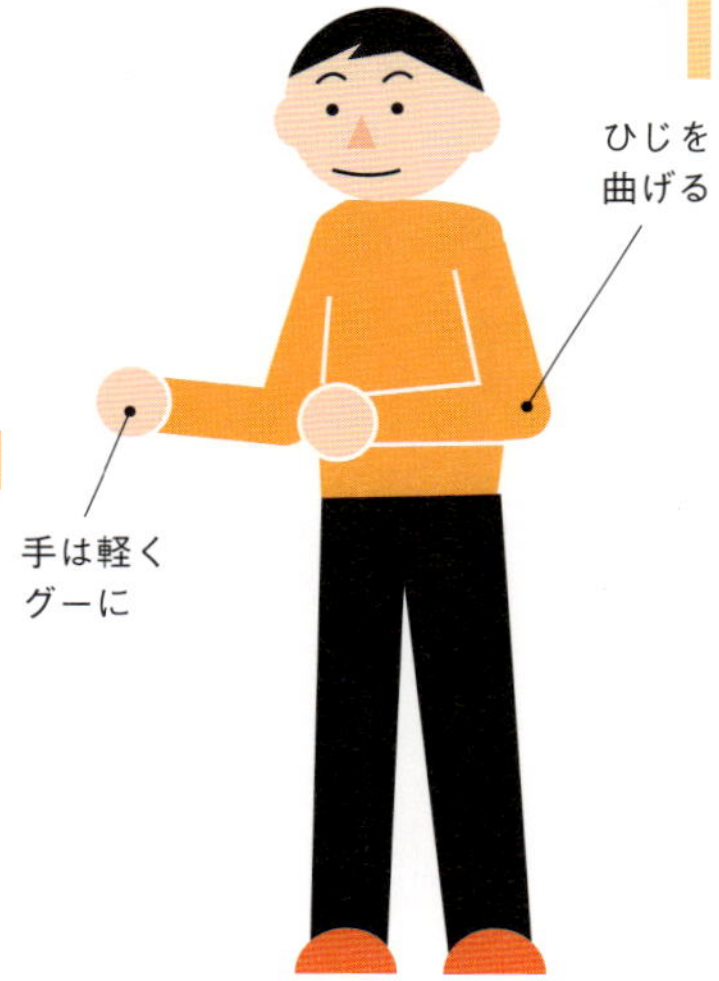

2

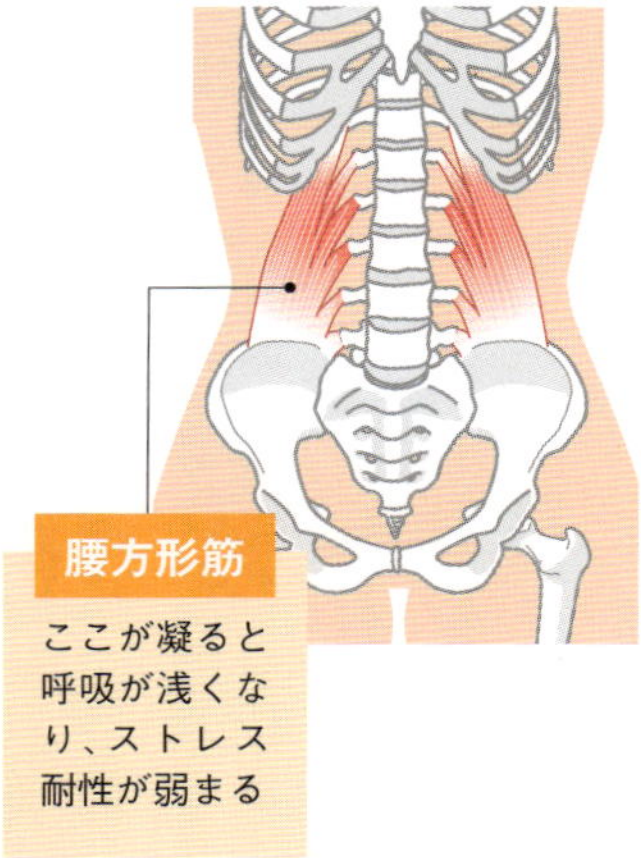

3

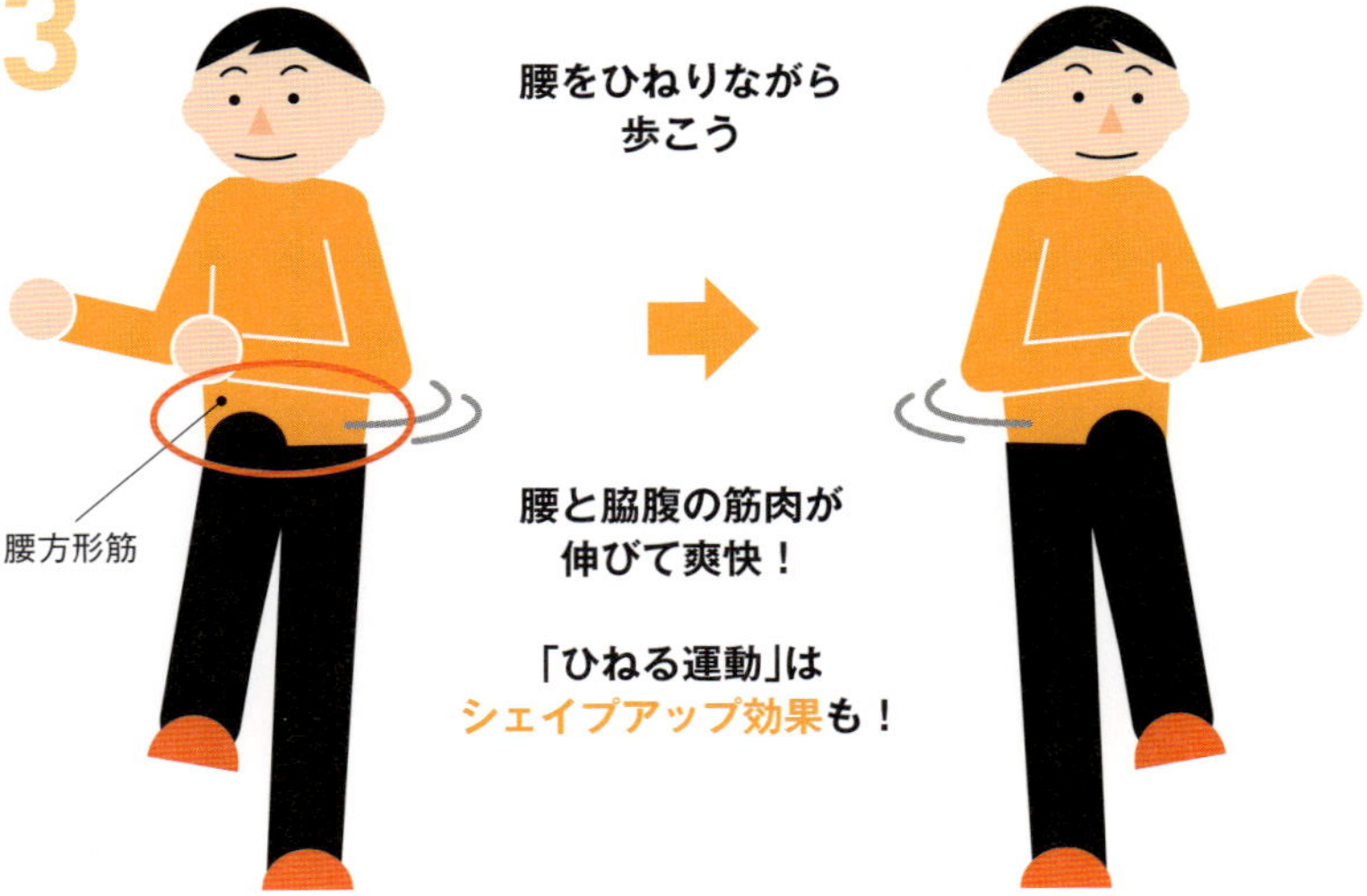

24

とにかく20分間、同じ動きを繰り返せ！

「休息上手になる運動」の決め手はセロトニンにあります。セロトニンをしっかり分泌させることで副交感神経が優位になり、気持ちが伸びやかになります。

運動すると体は疲れますが、こちらは心地よい疲れ。夜の熟睡へのスムーズな入口になります。

ではこのセロトニン、どんな運動によって分泌されるのでしょうか。その答は**「20分間、同じテンポで繰り返される動き」**です。

中でも、第一章で登場した「セロトニン支配筋」――ふくらはぎの腓腹筋《ひふく》やお尻の大臀筋《だいでんきん》、お腹や背中の筋肉をしっかり動かすことが大切。**腕を振って背中に刺激を与えながら20分散歩するのは、最高の方法**です。

ほか、サイクリングも繰り返し運動。もっと簡単なところでいえば、「深呼吸」も腹式呼吸で行えば十分な運動になります。

なお、ランニングもこの法則に従えば「おすすめ運動」ですが、しばしば「やりすぎる」人がいるのが不安なところ。疲れの溜まった人が20分間走ると、余計に疲れます。

「ほどほど」にとどめられるという点では、ウォーキングのほうが適しているといえるでしょう。

20分間の散歩でセロトニンを分泌！

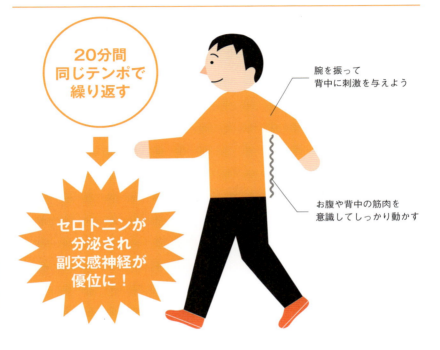

**20分間
同じテンポで
繰り返す**

↓

**セロトニンが
分泌され
副交感神経が
優位に！**

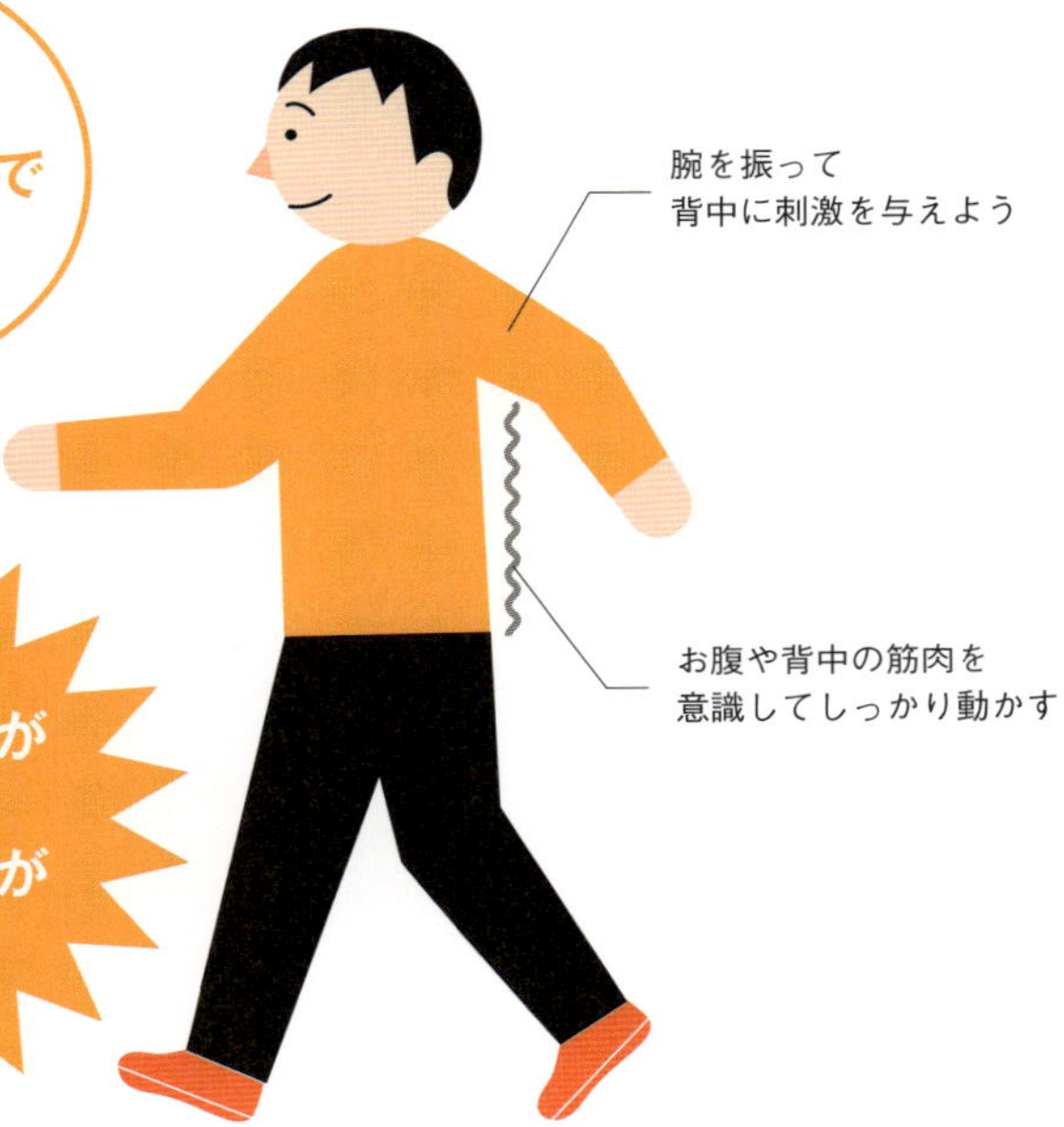
腕を振って
背中に刺激を与えよう
お腹や背中の筋肉を
意識してしっかり動かす

サイクリングや深呼吸でもOK

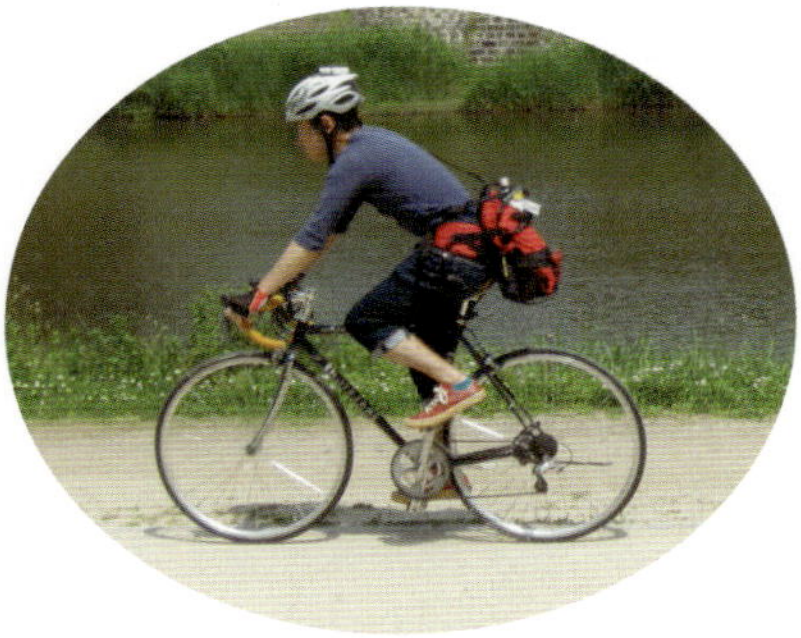

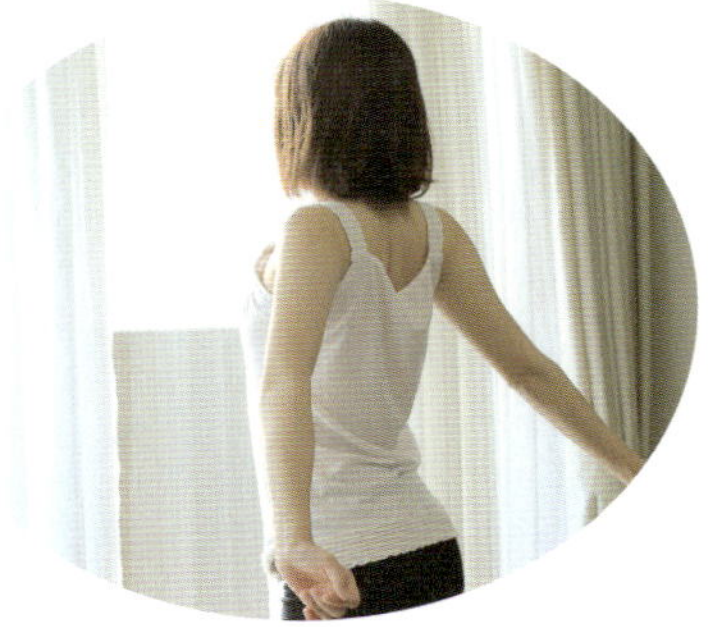

25 運動中のそよ風は、幸せのスイッチ！

「ランニングよりウォーキングがおすすめ」と言ったからといって、「走ってはダメ」と言っているわけではありません。走ることが好きな人は、ぜひランニングを楽しみましょう。

ただし、**「汗をかくこと」を目的にするのはNG。**発汗の作用は体温調整だけで「痩《や》せる」などの効果はなく、かきすぎるとナトリウム不足を招くので要注意です。

では、走る目的はどこにおくべきでしょうか。

それは**「さわやか」「心地よい」と感じること**です。

それには、風を感じることが不可欠です。

人間の皮膚には無数の毛根があります。そこをかすかに刺激すると「オキシトシン」が分泌されます。

これはセロトニンと同じく安心感やストレス耐性を高めるホルモンですが、積極性や陽気さ、外向性も高めるのが特徴です。

オキシトシンは皮膚を優しく撫《な》でると出る性質を持ちますが、そよ風はこれと同じ作用をもたらします。

スポーツジムのような密閉空間ではなく、ぜひ外を走りましょう。

自然の風を肌に受けてこそ、「幸せ力」がアップするのです。

風を感じて走れば「幸せ力」アップ

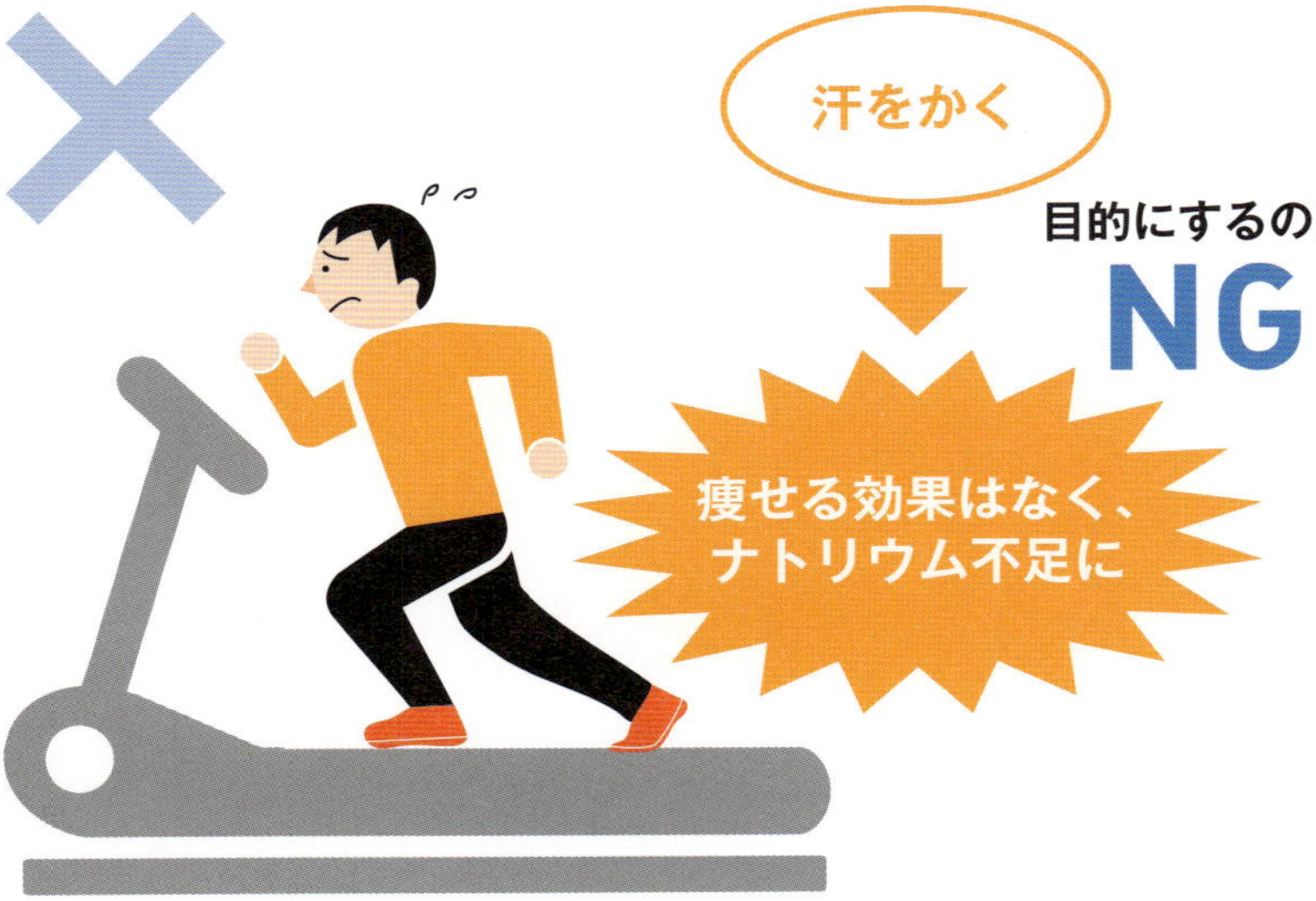
汗をかく
目的にするのは
NG
痩せる効果はなく、
ナトリウム不足に

自然の風を肌に受けると
「オキシトシン」が分泌！

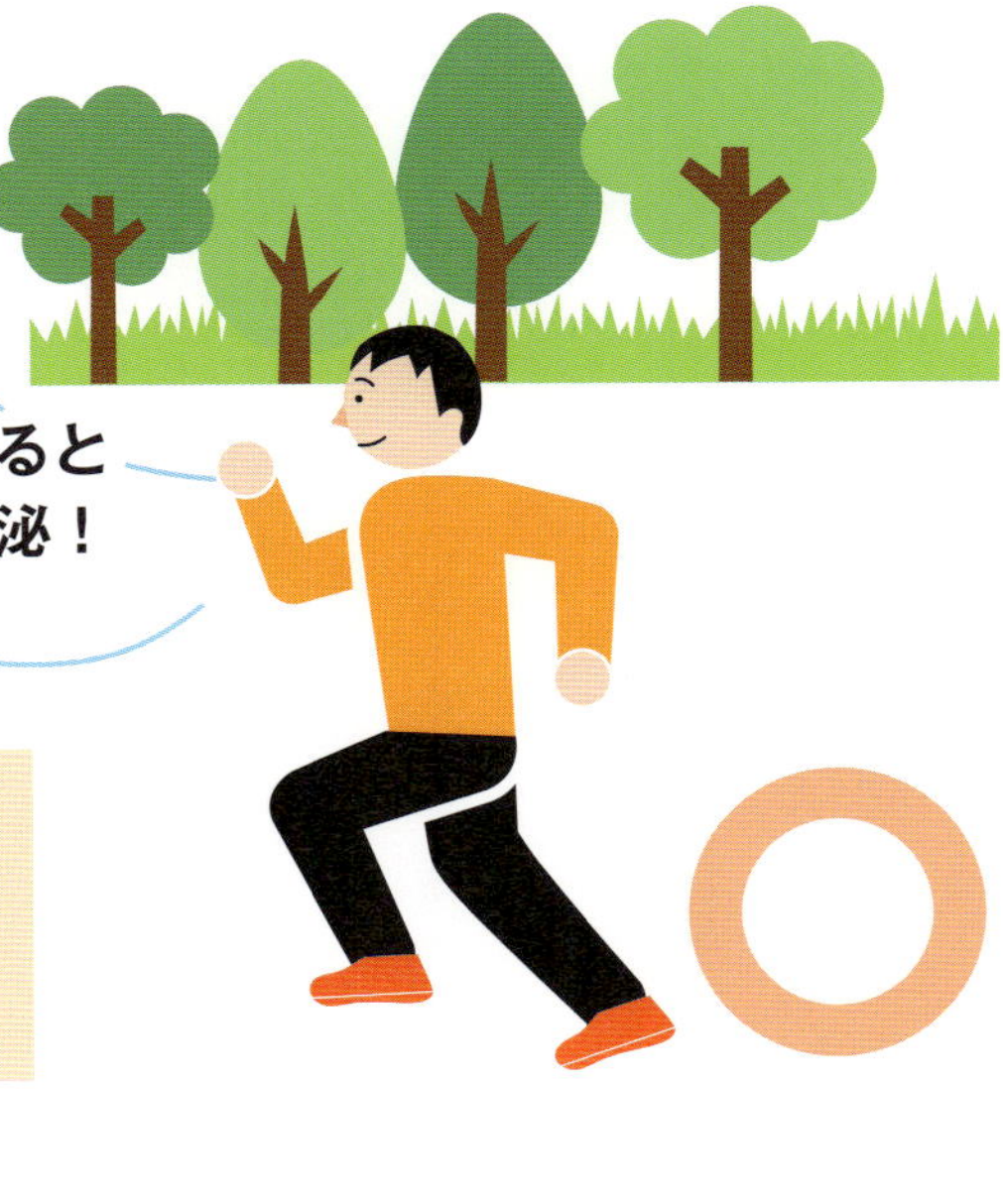

オキシトシン

人間の皮膚にある無数の毛根をかすかに刺激すると分泌される物質。安心感やストレス耐性、積極性や陽気さ、外向性も高める

26 「ハイキング&軽めの登山」で、雑念が流れ去る!

「同じ動作の繰り返し」が良い運動の秘訣《ひけつ》ですが、目に映る風景には変化があったほうがベター。散歩もランニングもサイクリングも、コースにバリエーションを持たせたほうが楽しく、「フィールグッド感」が高まります。

とはいえ毎日のこととなると、バリエーションにも限界が出てきますね。

ならば、休日の運動で思い切り変化をつけましょう。

その最高の方法が**「ハイキングや軽めの登山」**です。

自然豊かな場所でのハイキングや、その延長でトライできるような、小高い山に登ってみましょう。深い自然の中、絶えず変化する風景を目にしながら運動できます。

「登るのに精一杯で、風景なんて見ている余裕はありません」という方もいそうですね。しかしそれはそれで、とても良いことです。

いつもより少しだけ負荷の高い運動をすると、それをこなすことに集中せざるを得なくなり、頭の中の余計な思考が取り除けるからです。

登って、登って……その先に、頂上の絶景が待っています。そこで得られる「あ~気持ちいい!」という感覚は、日常生活で溜まった心身の澱《おり》を、キレイに洗い流すでしょう。

休日はハイキングや軽めの登山で心身の澱を洗い流そう！

休日の運動は思い切り変化を

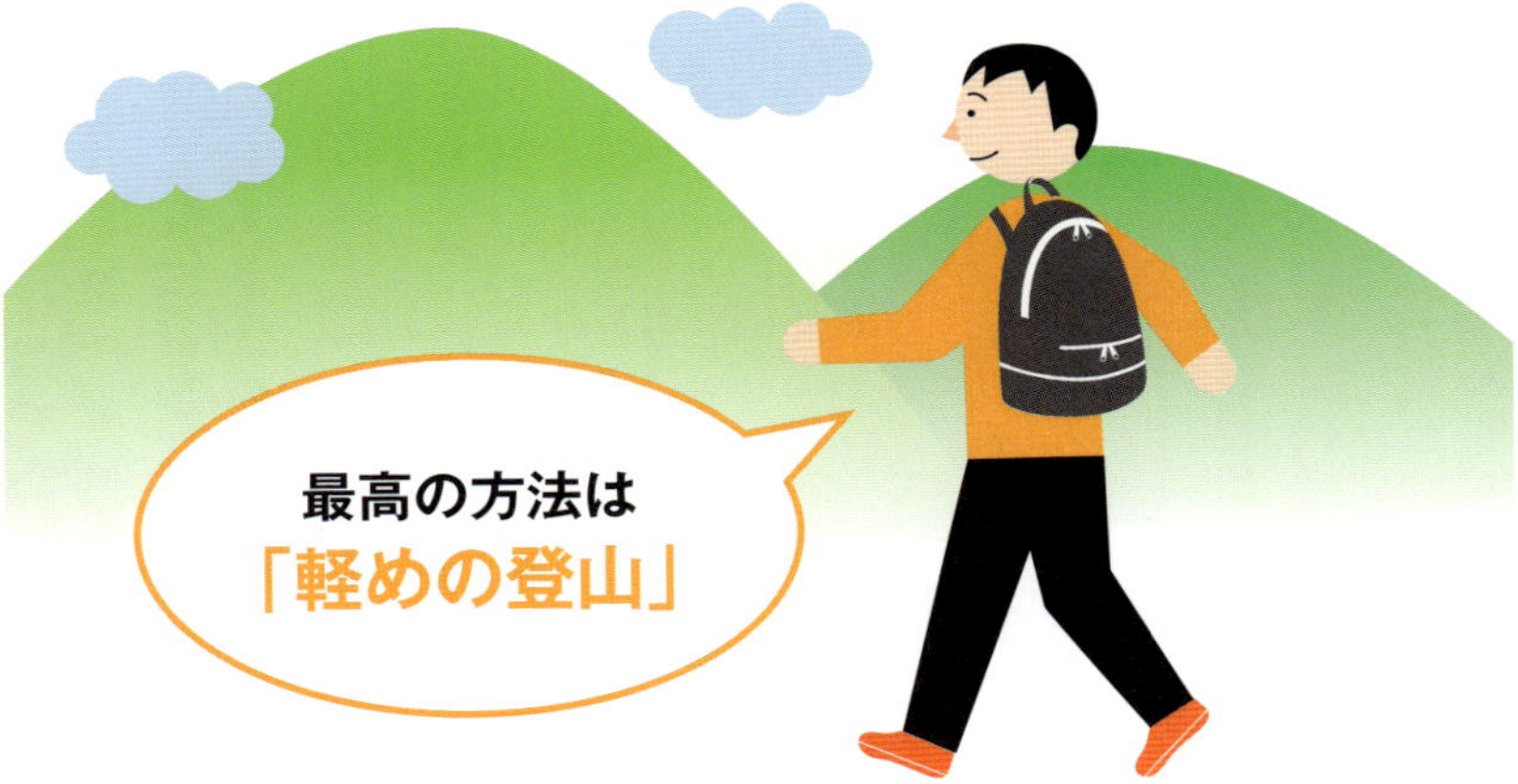
最高の方法は
「軽めの登山」

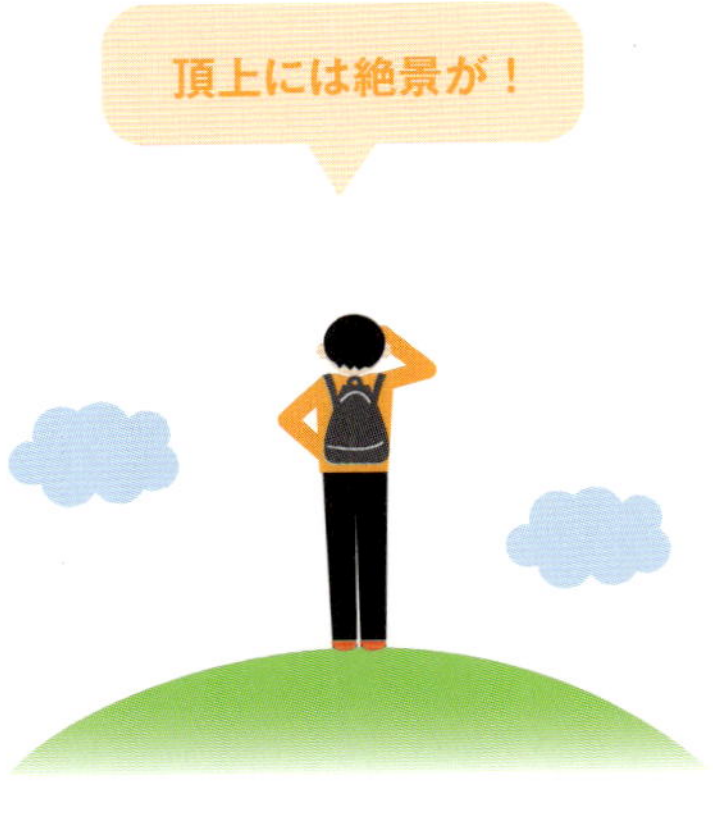
頂上には絶景が！

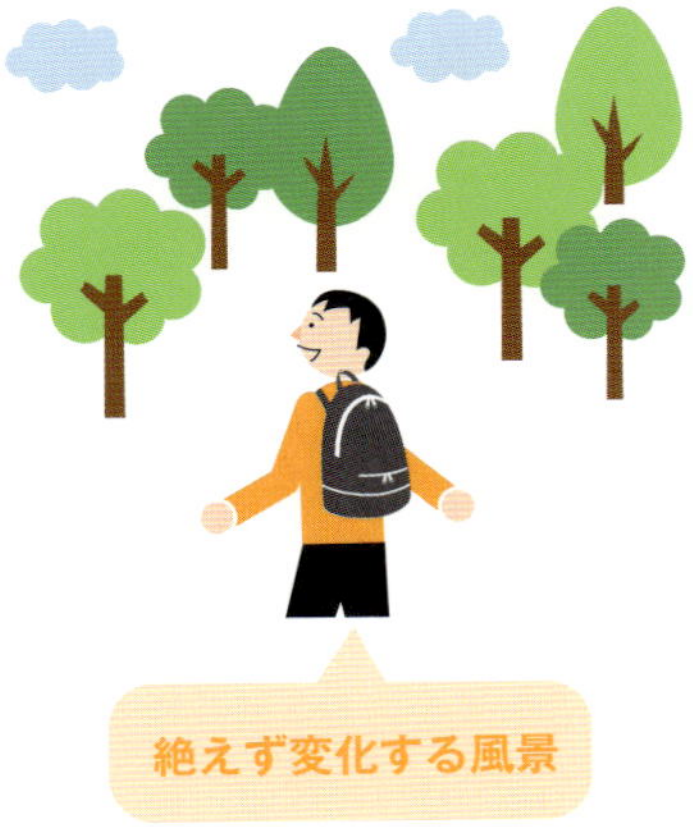
絶えず変化する風景

日常生活で溜まった心身の澱が洗い流される

27 新陳代謝力がアップする、「上手な掃除」の活用法とは？

インドア派で運動不足になりがちな人は、「掃除」を上手に活用しましょう。

ほうきやはたきをかける動作も、雑巾《ぞうきん》がけも掃除機も、実はとても、良い運動になります。

なぜならいずれも、肩甲骨を動かす動作だからです。

左右の肩甲骨の間には「褐色脂肪細胞」があり、そこに刺激を加えると新陳代謝力が上がる、という話は26ページでもお話しした通り。

普段のお掃除を「腕を前後に動かすこと」をより意識しながら行えば、氣の巡りがぐっとよくなります。

中でも良いのは**「窓拭《まどふ》き」**。デスクワーカーは普段、腕を高く上げる動作をめったに行いません。高いところや手の届きにくい角の部分まで腕を伸ばし、肩甲骨を意識してキュッキュッと拭けば運動量も上がり、ついでにガラスもピカピカになります。

部屋に差し込む日光が、一段と明るく感じられるのも良いところ。外側を拭くときには窓を開けるので、室内の空気が入れ替えられて気分一新できます。

車をお持ちなら、洗車も良い方法。外の風を感じながらする掃除の爽快感は、また格別です。

掃除しながら肩甲骨を動かそう

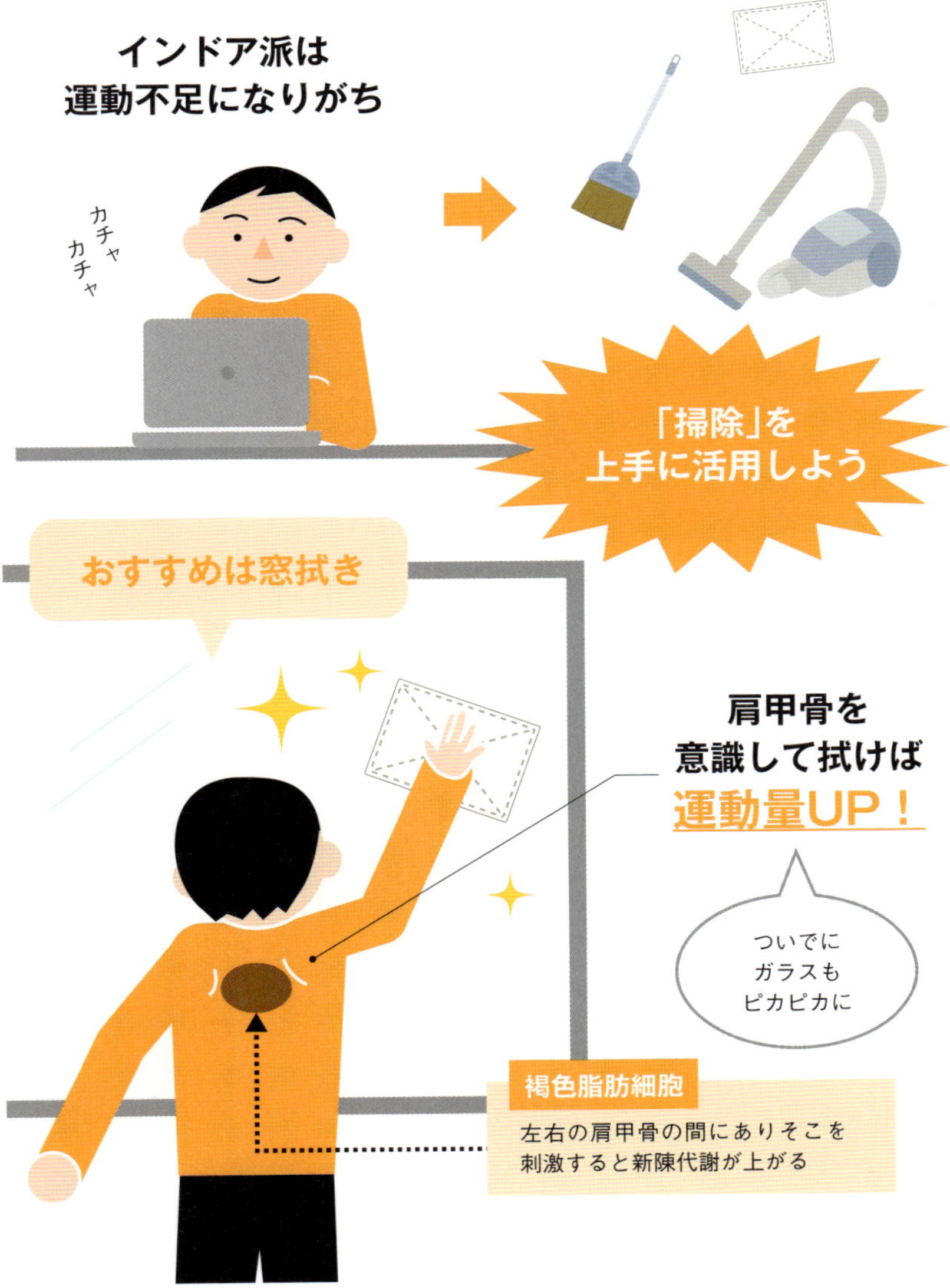
インドア派は
運動不足になりがち
カチャ
カチャ
「掃除」を
上手に活用しよう
おすすめは窓拭き
肩甲骨を
意識して拭けば
運動量UP！
ついでに
ガラスも
ピカピカに
褐色脂肪細胞
左右の肩甲骨の間にありそこを
刺激すると新陳代謝が上がる

28 「バッティングセンターは◎」でも、「ゴルフは×」の意外な理由

　ここまでのページで登場した運動は、基本的に一人で黙々と行うもの。対して、球技は仲間と一緒にできる、楽しくエキサイティングな運動です。

　とはいえ、「疲れを取る運動法」という意味では少々難あり。野球やサッカーなど、ゲーム性を伴うスポーツは頭を使うので、リラックスにつながらないのです。

　とりわけNGなのがゴルフ。戦略を考え、球筋を読み……これでは頭がフル稼働してしまいます。

　球技で体を動かしたいなら、できるだけ「反射」だけでできるようなものを選ぶのが賢い方法です。

　たとえば野球ならば頭を使ってしまいますが、バッティングセンターならばOK。飛んできた球をひたすら打つだけなので、無心になれます。

　卓球やスカッシュもおすすめ。スピーディに反射神経だけで打ち返せるからです。「同じ動きの繰り返し」になるところもプラスポイントです。

　なお、「大人としてどうなの？」という心のハードルさえクリアすれば、最高の全身運動になるのが「竹馬」。人目につかないところでこっそり童心に帰れば、一人きりでもエキサイティングな気分になれます。

同じ動きの繰り返しで疲れが取れる!?

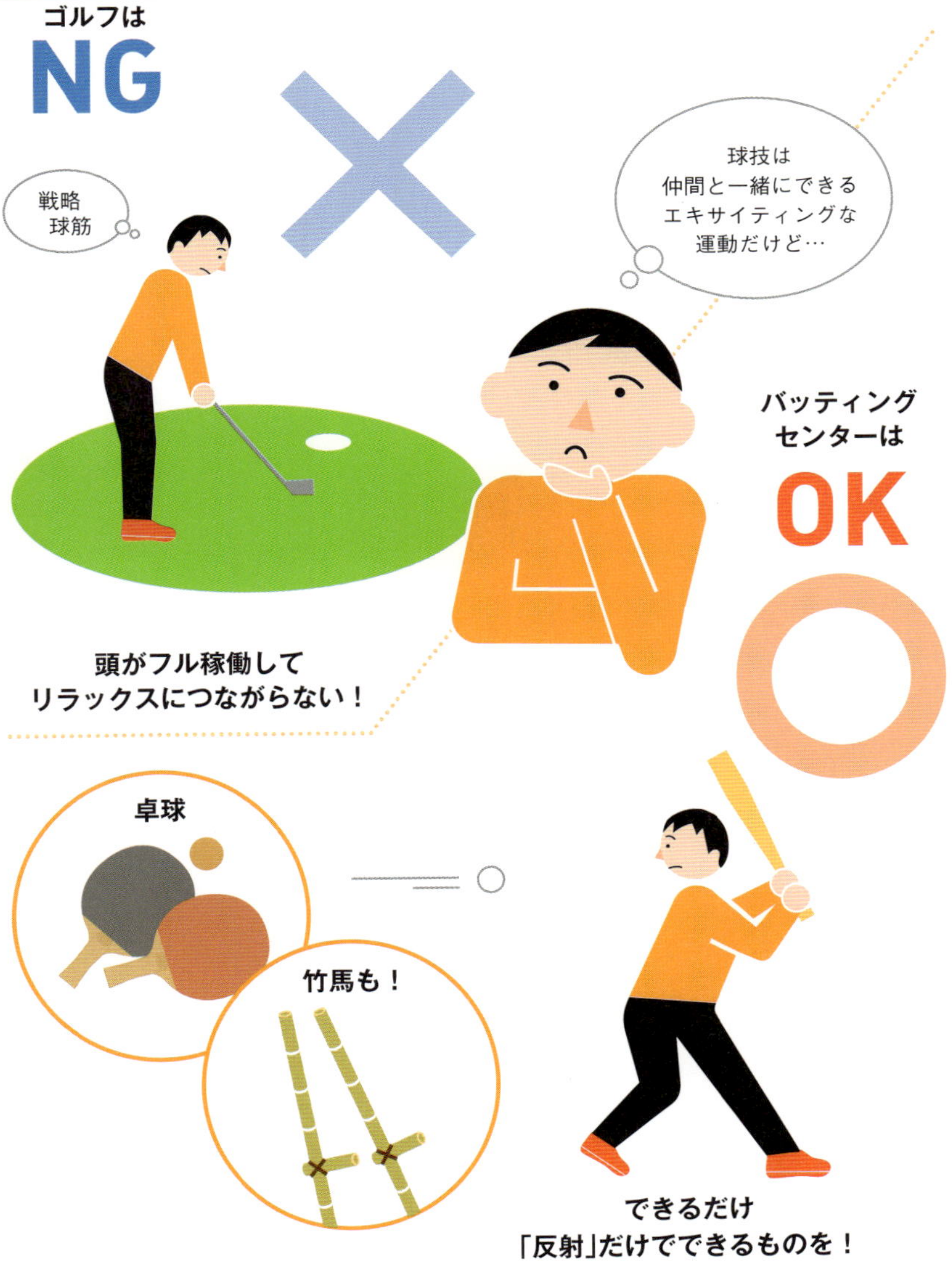
ゴルフは
NG
戦略
球筋
球技は
仲間と一緒にできる
エキサイティングな
運動だけど…
頭がフル稼働して
リラックスにつながらない！
バッティング
センターは
OK
卓球
竹馬も！
できるだけ
「反射」だけでできるものを！

29 横隔膜《おうかくまく》ストレッチで、自律神経がスーッと整う

横隔膜の奥にある神経の束、**「太陽神経叢《そう》」**は、自律神経を司る拠点です。横隔膜が充分に上下していると、自律神経のコントロールが効きやすくなります。

そのポイントは呼吸。息を吸うと横隔膜は下がり、吐くと上がります。ストレスが溜まって呼吸が浅くなりがちな人は、この上下が不十分になりがちです。

横隔膜は筋肉なので、動かさないと柔軟性が落ちます。そのせいでますます呼吸も浅くなり、呼吸が浅いと交感神経優位になり、さらにストレスが溜まりやすくなる、という悪循環が起きます。

それを解決するのが、**「横隔膜ストレッチ」**。

①座った状態で両腕を上げ、真上で両手を組む
②そのままいっぱいに息を吸う
③息を止め、上半身を前→左→後ろ→右、と円を描くように3回回す
④ゆっくりと息を吐き切る

これだけで、お腹が緩んでスッキリします。

なお、疲れが激しいと、この運動で貧血を起こすことがあります。すぐつかまれるテーブルの前に座り、不安なら「一回回すだけ」など、様子を見ながら行いましょう。

横隔膜ストレッチで自律神経をコントロール

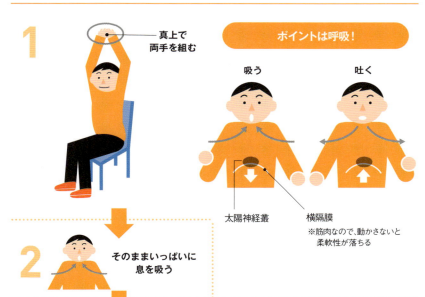

1

ポイントは呼吸！

※筋肉なので、動かさないと柔軟性が落ちる

2

そのままいっぱいに息を吸う

3

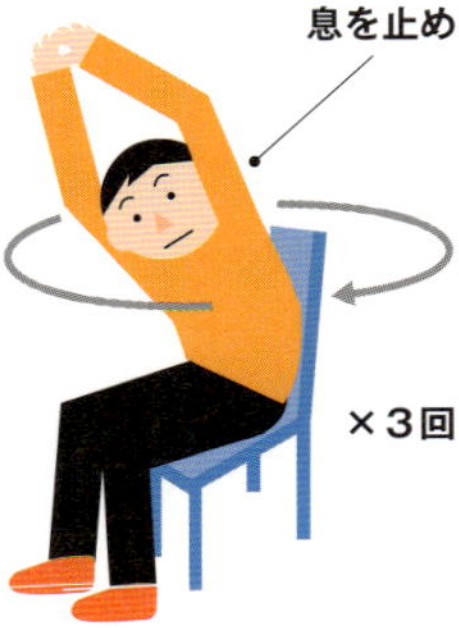

上半身を前→左→後ろ→右、と円を描くように3回回す

4

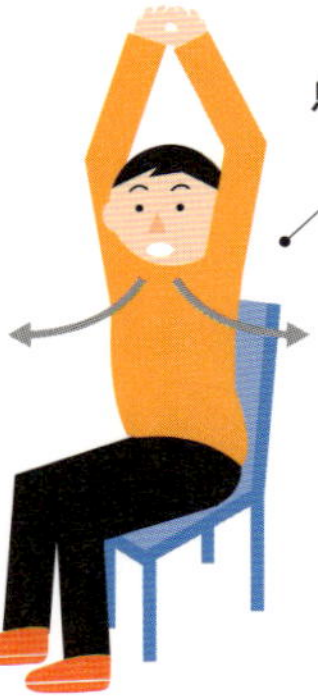

※注：貧血を起こすことがあるので、様子を見ながら行いましょう

30 オフィスでできる！「手のひらキラキラ体操」と「爪先《つまさき》トントン体操」

仕事の合間に簡単にできる体操を二つ紹介しましょう。一つ目は、上半身の凝りをほぐすのに効果的な、**「手のひらキラキラ体操」**。

①両腕を真上に上げ、手のひらを内側に向ける

②上腕部が地面と並行になるまで腕を真横に降ろす。両肘は90度に曲げ、手のひらは外側に向ける

③ ①と②を5回繰り返す

腕を下げる動きに合わせて、「キラキラ」のジェスチャーのように、手のひらをクルリと半回転させましょう。手のひらが外に向くと、肩回りの筋肉がほぐれます。

二つ目は、**「爪先トントン体操」**。

爪先立ちはふくらはぎを刺激する、と言われますが、実はこれだけでは、さほど効果はありません。

ふくらはぎが腓腹筋を十分に伸び縮みさせるには、まず「かかと立ち」が必要です。そこで、

①テーブルに手をつき、爪先を上げてかかとだけで立って3秒キープ。膝の裏が伸びる感覚を確認する

②かかとを下ろし、爪先立ちで三秒

数回繰り返すと、むくみが取れます。デスクから立つたびに行えば、足の疲れがスッキリするでしょう。

キラキラ体操＆爪先トントン体操

手のひらキラキラ体操

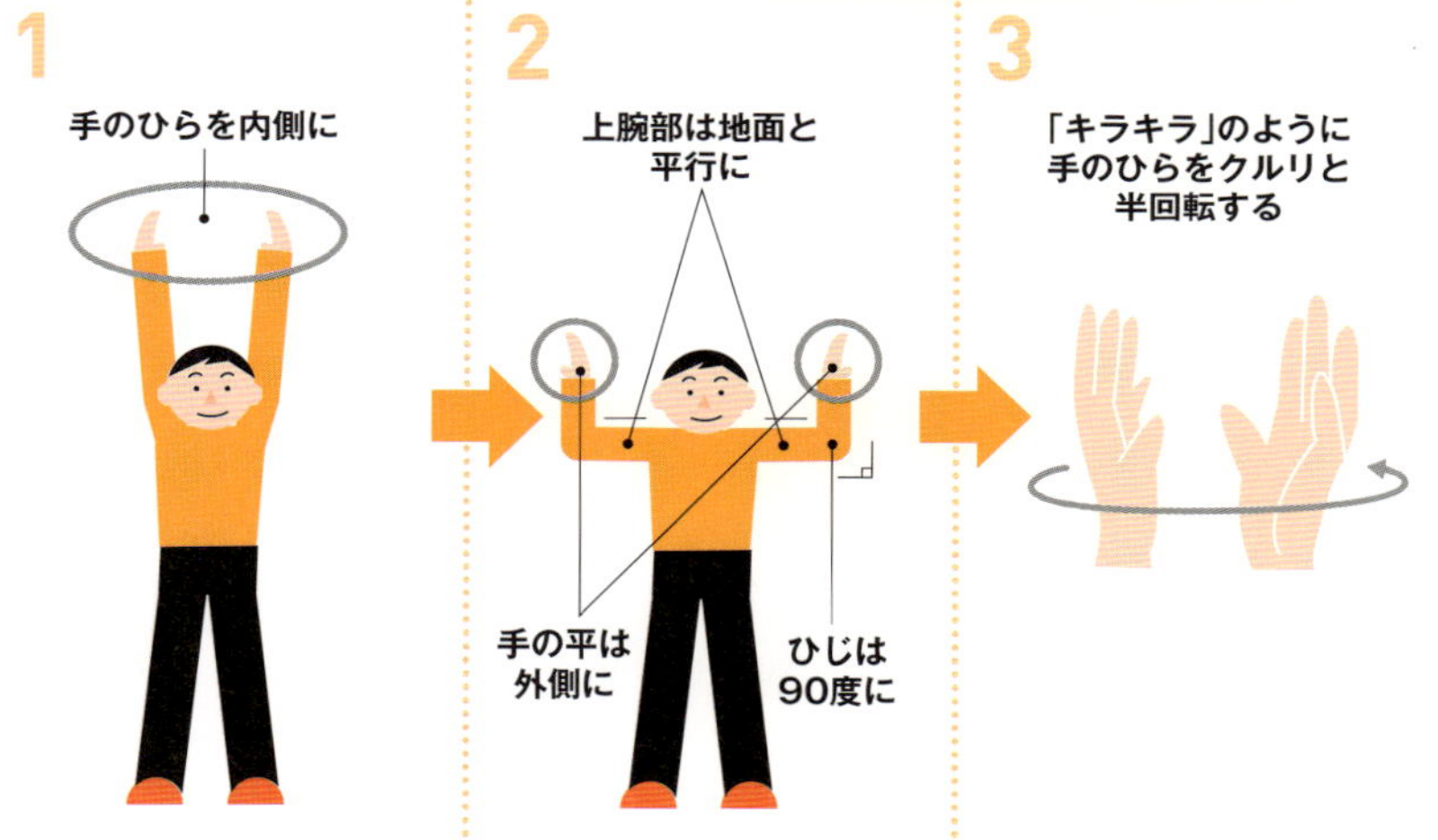

爪先トントン体操

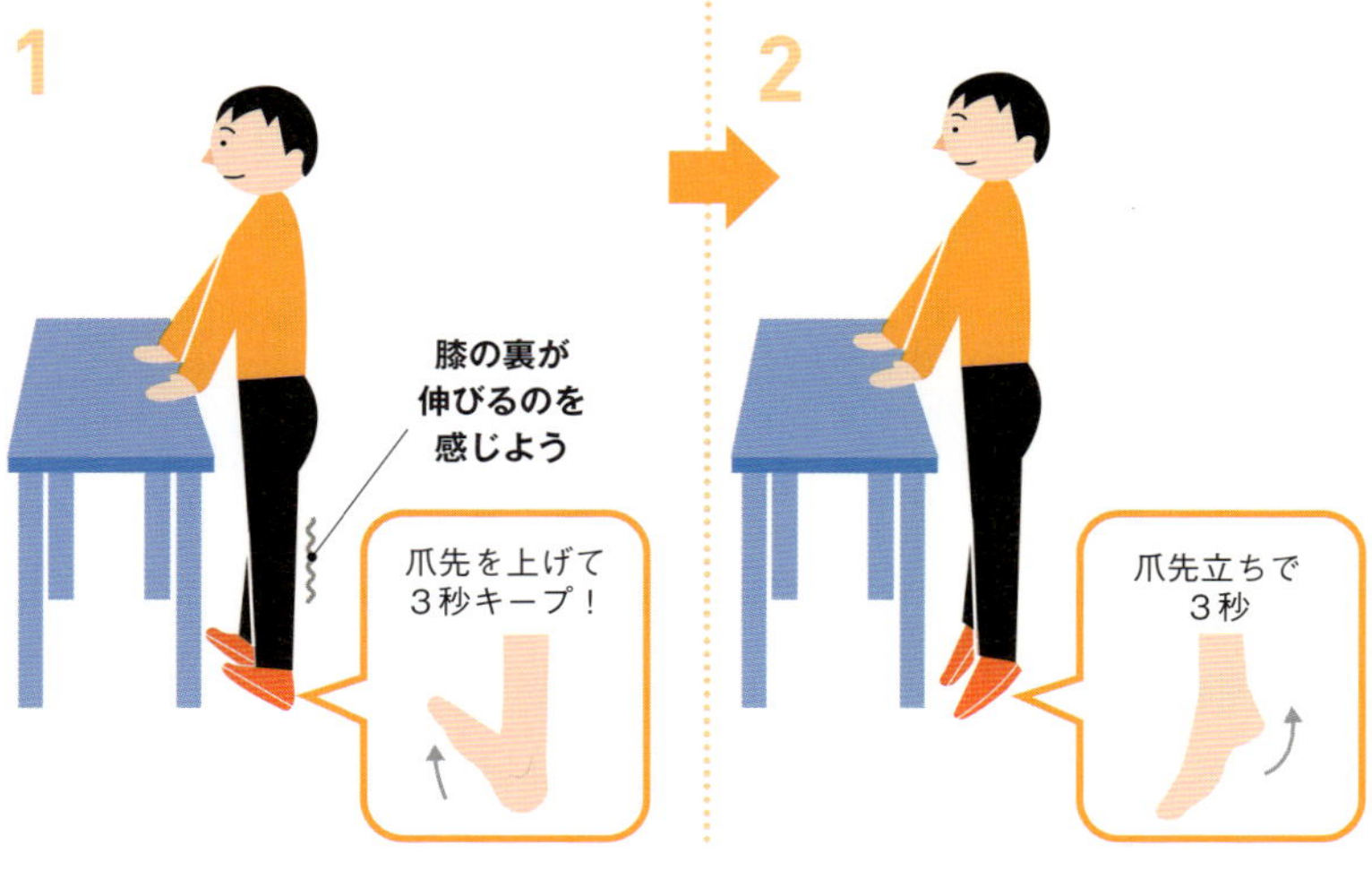

31 運動に効くツボ

ジョギングやウォーキングを朝に行う人は多いでしょう。それには、朝からシャッキリと目覚めてキビキビと動く体を整えたいところ。

そこで効くのが**「太衝《たいしょう》」**というツボです。足の親指と人差し指の間を足の甲に向かって進み、骨が交わる手前のくぼみを押しましょう。血行が良くなって、身体がパット覚醒します。

さて、この章では「歩く」運動をたくさん紹介しましたが、歩く際は腰の動きを良くすることが決め手。

股関節や腰周りの緊張を和らげる**「環跳《かんちょう》」**はこんなときの強い味方。立った時にお尻にできるくぼみの外側にあります。親指で押し込んでジンワリと響かせましょう。

長時間運動してもバテない力を維持するには**「命門《めいもん》」**が効きます。高さはウエストの一番くびれたラインの中央にあります。仰向けになって、テニスボールなどをこの位置に入れると良いでしょう。

運動後は「命門」の外側、背骨から指四本幅ぶんの位置にある二点、**「志室《ししつ》」**を押すのがおすすめ。

ハードに動いたあとの足腰の疲れを取り、元気を回復できます。

運動に効くツボ

朝から元気

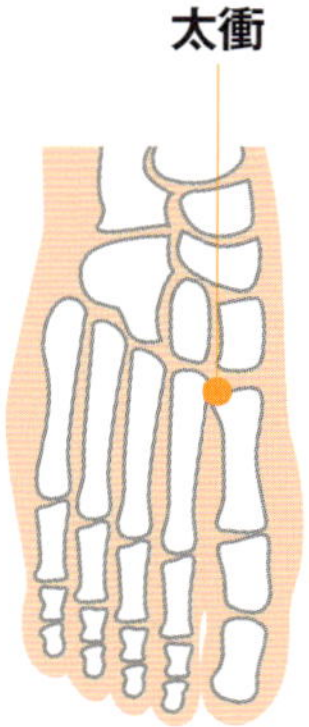

腰の動き（歩く系）

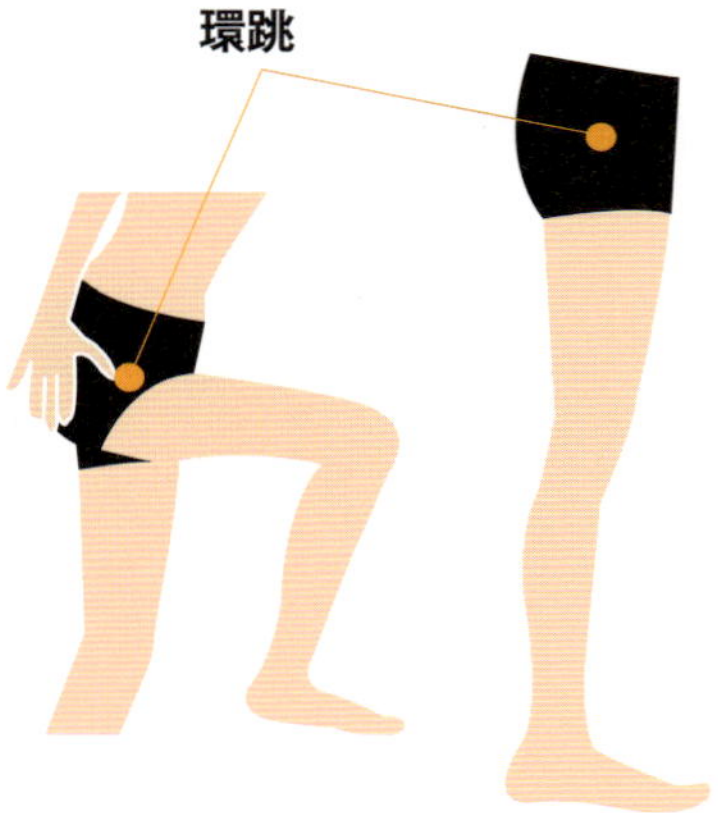

長時間運動できる

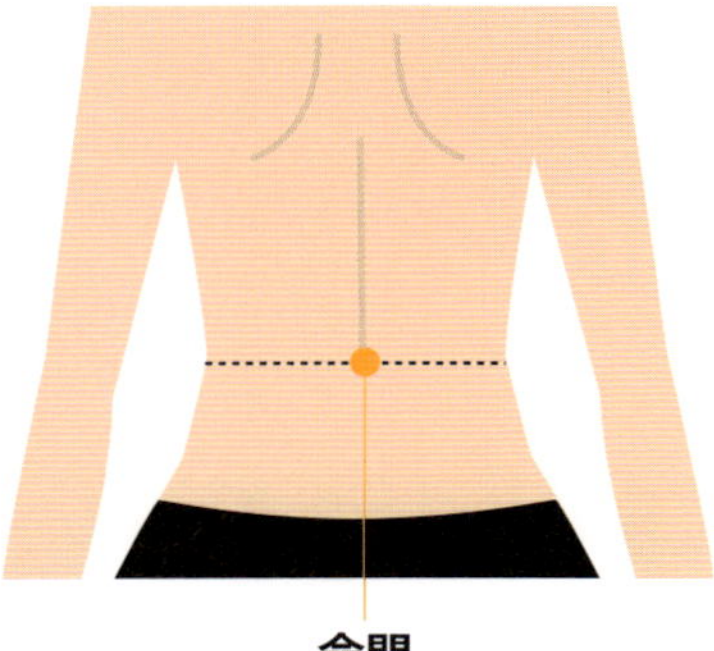

ウエストの一番
くびれたライン
の中央

運動後の足腰の疲れ

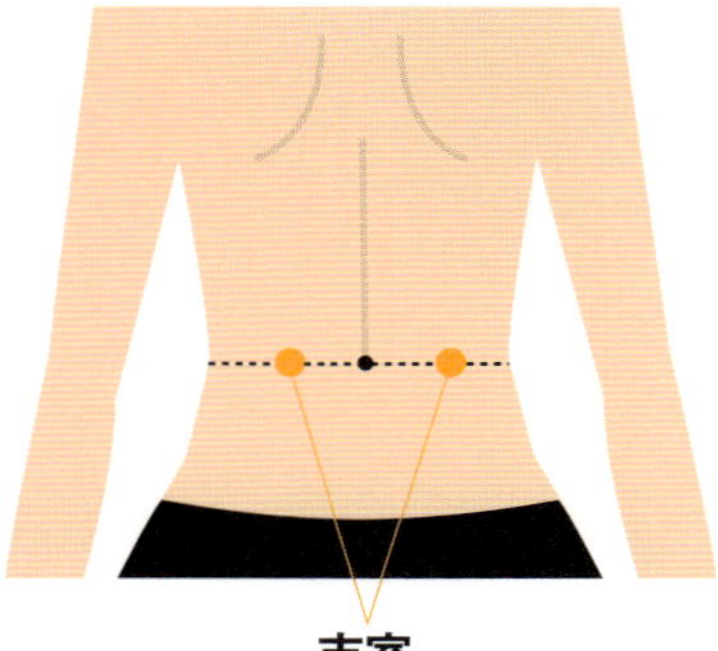

ウエストの一番
くびれたライン
から指幅4本分

コラム

肝《かん》の滞り＝「気鬱《きうつ》」を吹き飛ばす裏ワザ

「婚活」「朝活」「終活」など、世の中に次々と立ち現れる「〇〇活」ムーブメント。

少し前には、涙を流すことで気分をスッキリさせよう！　という「涙活《るいかつ》」が話題になりました。

何でも、泣きたい人が数人集まって「ここは泣ける場」だと設定し、泣ける動画などを見て皆で涙を流すのだとか。いかに近年、「気鬱」の人が増えているかを思い知らされます。

気鬱とは、文字通り憂鬱《ゆううつ》な気分になること。東洋医学的に言うと、「肝」の経絡《けいらく》が滞る現象です。肝経は体内の様々な働きをコントロールしますが、中でも大きいのが、眼の機能調整です。

何かをじっと凝視するとき、眼球の動きは少なくなります。ですからパソコンやスマホの画面をずっと見る人は、眼球を動かす筋肉が柔軟性を失い、目が疲れやすくなります。

さらに、深く考え込んだり悩んだりすると、眼の動きはほぼゼロになります。しょんぼりうつむいて、じーっと床ばかり見ている状態を想像していただけるといいでしょう。

これが肝の停滞、つまり気鬱です。気持ちが沈むから目の動きが止まる、止まるからますます気持ちが沈む。典型的な悪循環です。

「涙活」はそのスパイラルを絶たせるには効果があるといえるでしょう。涙は目の凝りをほぐしますし、滞りを巡らせる「発散」につながるからです。

しかし発散の真の決め手は、呼吸器を使うことにあります。同じ泣くなら、サメザメと涙を流すだけではなく、ウワーンと声を出したほうが効果的です。

「それはちょっと……」と思う場合は、歌を歌うのがおすすめ。思い切り声を出すと、呼吸も深くなりますし、体の中でくすぶっていたものを外に出せる解放感を味わえます。

わざわざカラオケに行く必要はありません。家の中で、好きな歌を大きい声で歌うだけでOK。ドンヨリとした気分が、スッキリ晴れていくでしょう。

第四章

疲れをリセットする！すごい睡眠法

32 明日できることは、明日に回そう

睡眠時間が少ない、と嘆く人は多いですね。多くの場合、そうした人は夜にたくさんの仕事をしすぎています。

職場の残業ならば仕方ない面もありますが、帰宅後の身の回りの用事は、できるだけ簡略化しましょう。

西洋には「今日できることを明日に回すな」(Never put off till tomorrow what you can do today.) という格言がありますが、東洋のポリシーはその正反対。**「明日できることなら、明日に回そう」がフィールグッドの基本です。**

明日に備えてあれこれ動くより、休息を優先させてさっさと寝るほうが、明日のパフォーマンスが上がる、という考え方。寝る前に飲んだお茶のカップを洗う、などという作業は明朝に回せばいいのです。

「明日のことをあれこれ考える」という「頭の用事」もする必要ナシ。明日のことは、明日考えましょう。

ただし、どうしても考えてしまうなら、無理にストップしようとしないこと。34ページで紹介した「瞑想法」を参考に、布団《ふとん》の中で横になったまま、ゆっくりと深呼吸をしましょう。呼吸に集中すれば、雑念が出てきても、さほど大きくは膨らみません。ゆっくりと繰り返す呼吸が気持ちを静め、自然に眠りに入れるでしょう。

明日できることは、明日に！

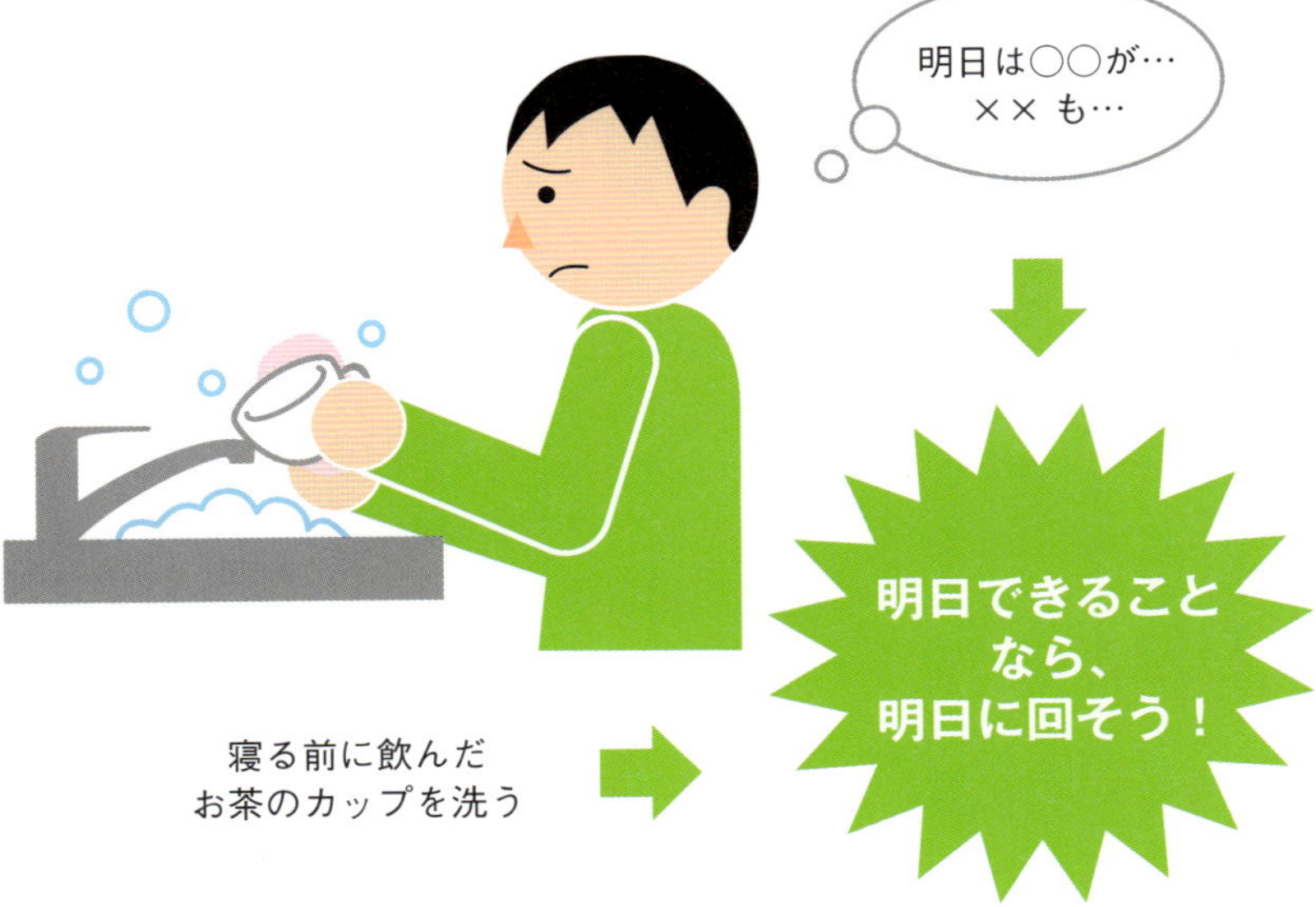

どうしても考えてしまうなら……

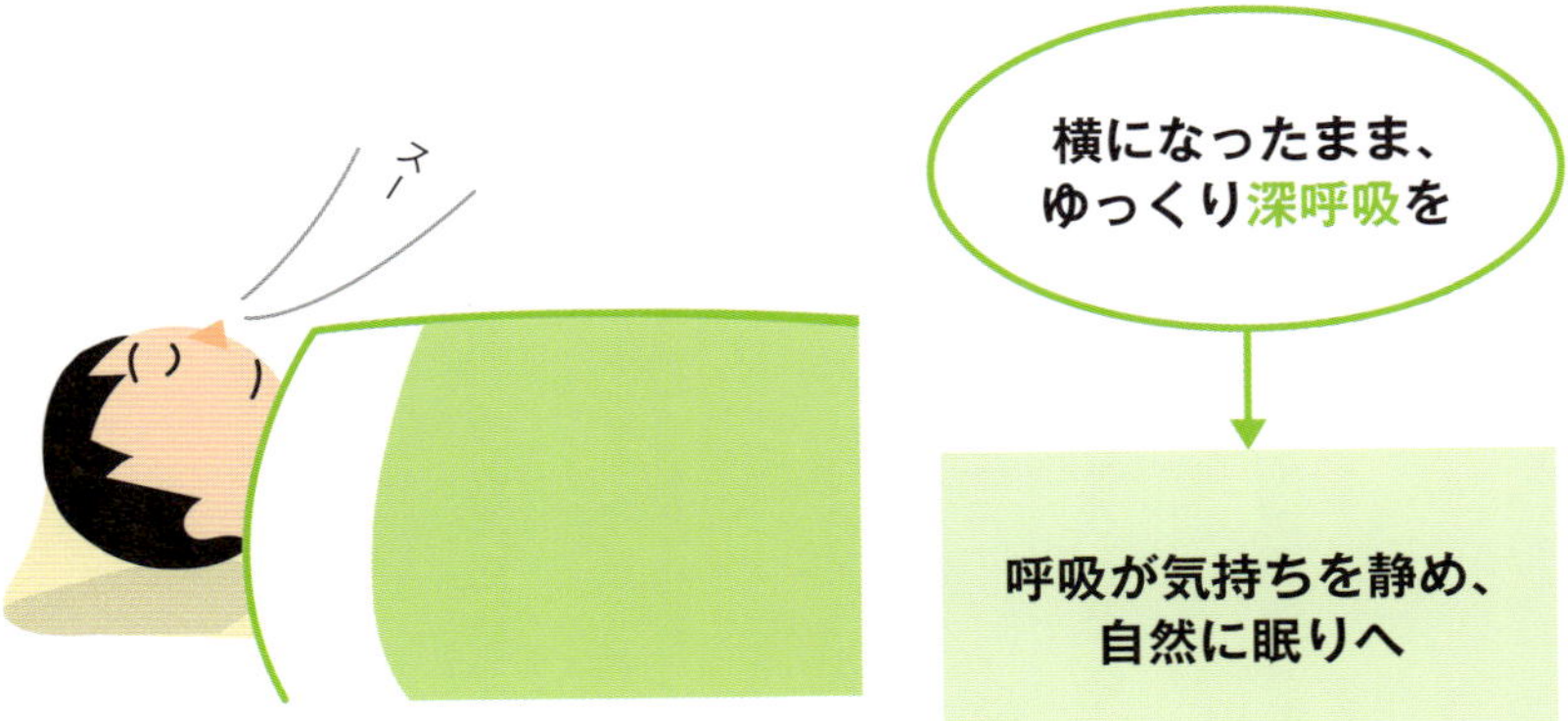

33 寝る前は、「ホットミルク」か「赤ちゃん番茶」で安眠できる

寝る前に温かい飲み物で気持ちを落ち着かせたい、というとき、何を飲みますか？

さすがにコーヒーは少数派でしょう。苦味の刺激で気持ちがシャキンとしてしまいますし、カフェインの覚醒作用も働いてしまうからです。

しかし、同じくカフェイン入りの緑茶や紅茶を飲む人は多いですね。絶対にNGとはいいませんが、眠りの質はやはり落ちます。

そこでよくある選択が、**ホットミルク**。一時期「牛乳に含まれるトリプトファンは睡眠を促す」と言われましたが、実際にはさほど効果はありません。しかし、**ほのかな甘みと温かさがリラックスをもたらす、という効果は確かにあります。**

「牛乳を飲んだあと、歯を磨くのが面倒」と言う方におすすめしたいのは「赤ちゃん番茶」。名前のとおり、赤ちゃんが飲んでも大丈夫な体にやさしい飲み物で、もちろんカフェインはゼロ。

寝る前に少し温めて飲めば、とても安らいだ気持ちになります。高血圧や高血糖の改善にも効果があり、安眠のみならず生活習慣病対策にもなるスグレモノです。

寝る前におすすめの温かい飲み物って？

寝る前には温かい飲み物がいいけれど……

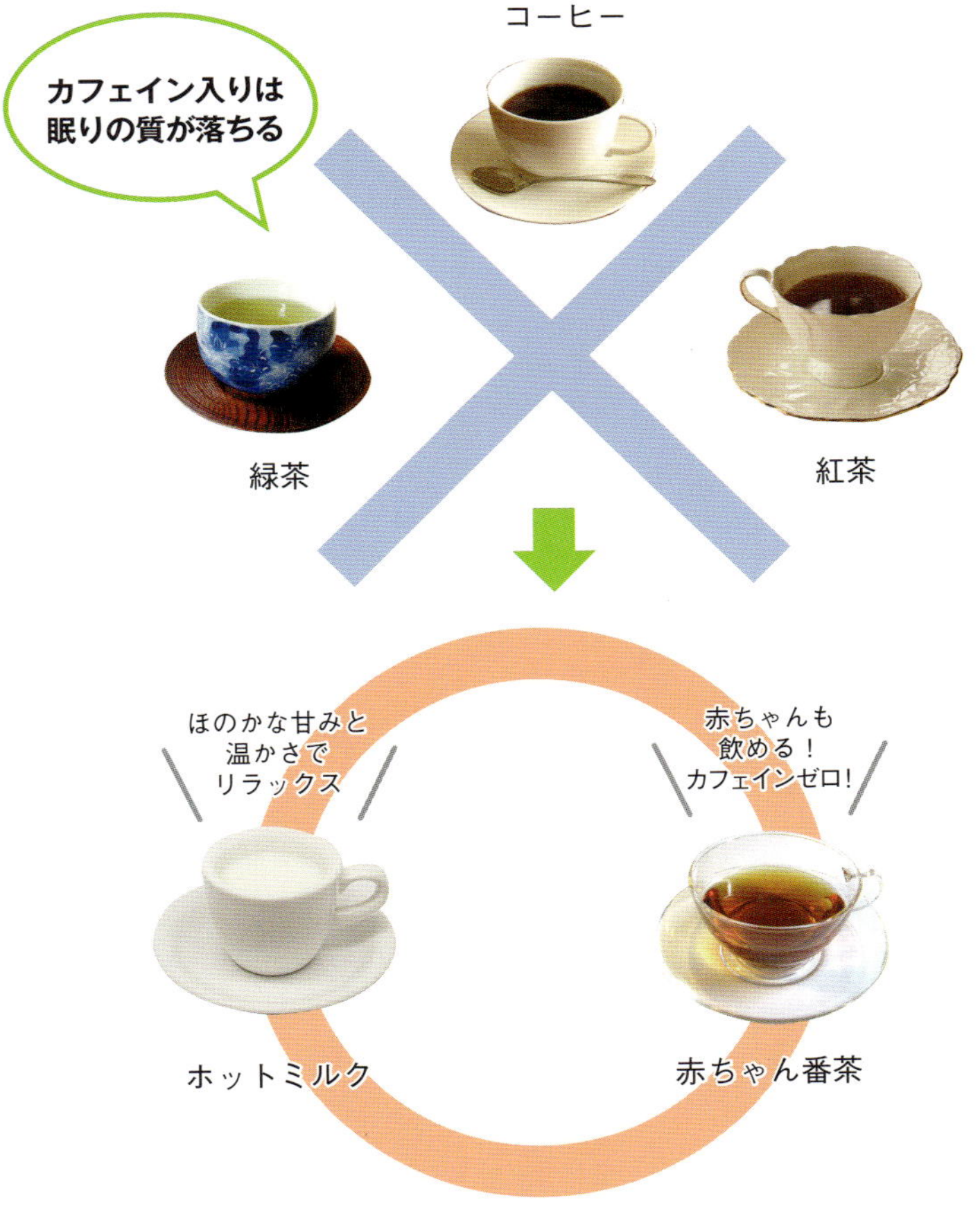

高血圧や高血糖の改善効果もあり
安眠のみならず生活習慣病対策にも

34 ペットとの添い寝は安眠の敵⁉

睡眠時間が足りないわけでもないし、枕が合わないわけでもない。寝る前にコーヒーを飲んだり、スマホをいつまでも見たり、という習慣もない。なのにいつも眠い……という患者さんがときどきいます。そんな方々の話をよくよく聞くと、意外な共通点が見つかります。

それは、**犬や猫と一緒に寝ているということ。**お腹に乗っていると重くて辛いし、横に寝ていると「寝返りで押しつぶさないかな」と考えてしまう。これでは、熟睡できないのも無理はありません。

ですから動物を飼うときは、早いうちから一人で寝る習慣をつけさせましょう。

もう添い寝がすっかり根付いてしまった、という場合も、できるだけ「譲歩」してもらうこと。

ペットが気に入るような寝床を別室に用意するのが一番ですが、寂しがって鳴く場合は、寝床をベッドの横に。

それでも入ってくる場合は……人間のベッド自体を大きくするか、床に布団を敷きましょう。

「大の字になって寝ても大丈夫」な状態さえ整えれば、そばにペットがいてもさほど支障はありません。愛するペットの気配が、むしろ安心感につながるでしょう。

ダメな習慣もないのに いつも眠い人の共通点

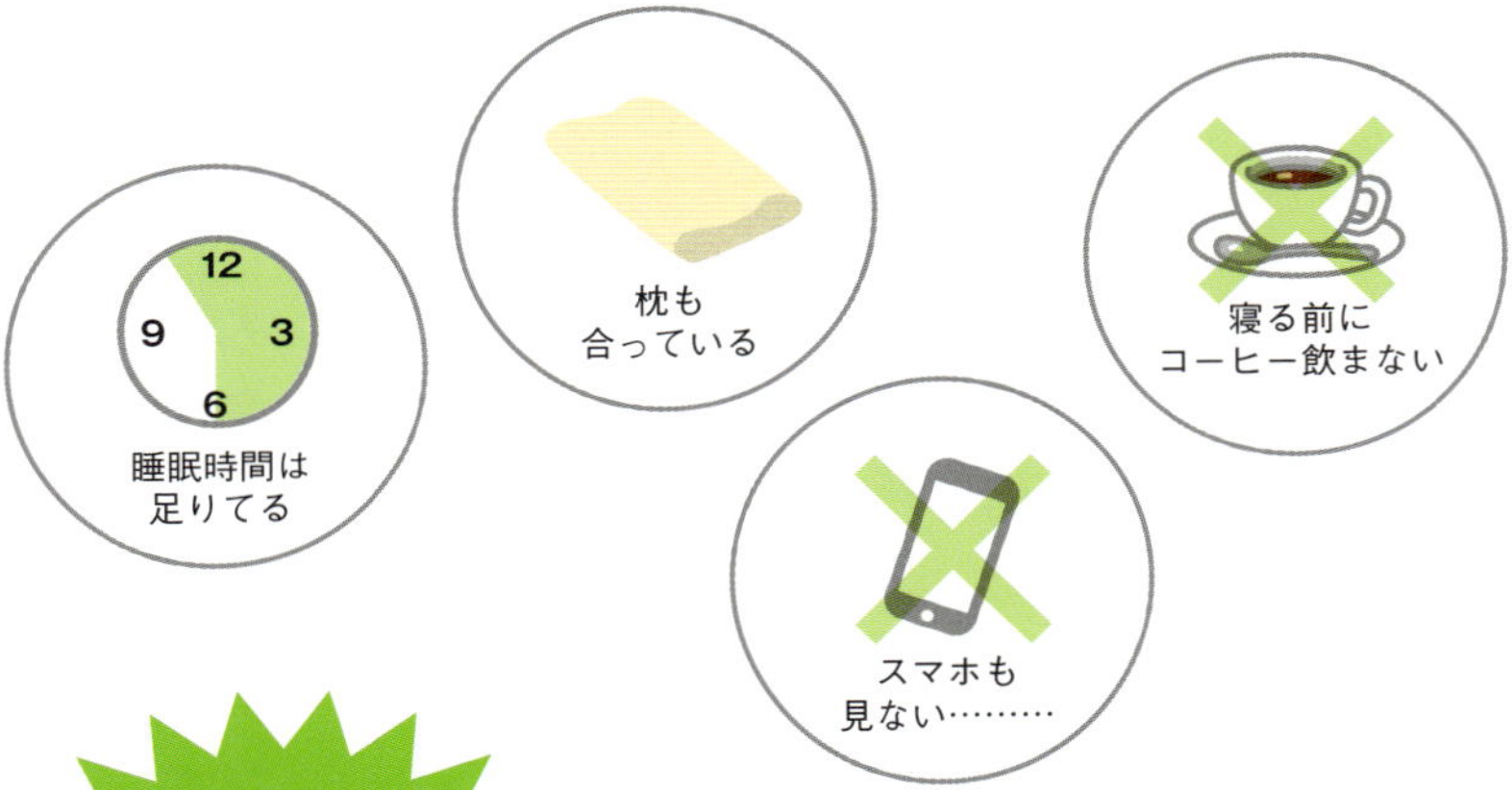
12
9
3
6
睡眠時間は
足りてる
枕も
合っている
寝る前に
コーヒー飲まない
スマホも
見ない………

なのにいつも眠い！

意外な共通点は…

犬や猫と一緒に寝ている!!

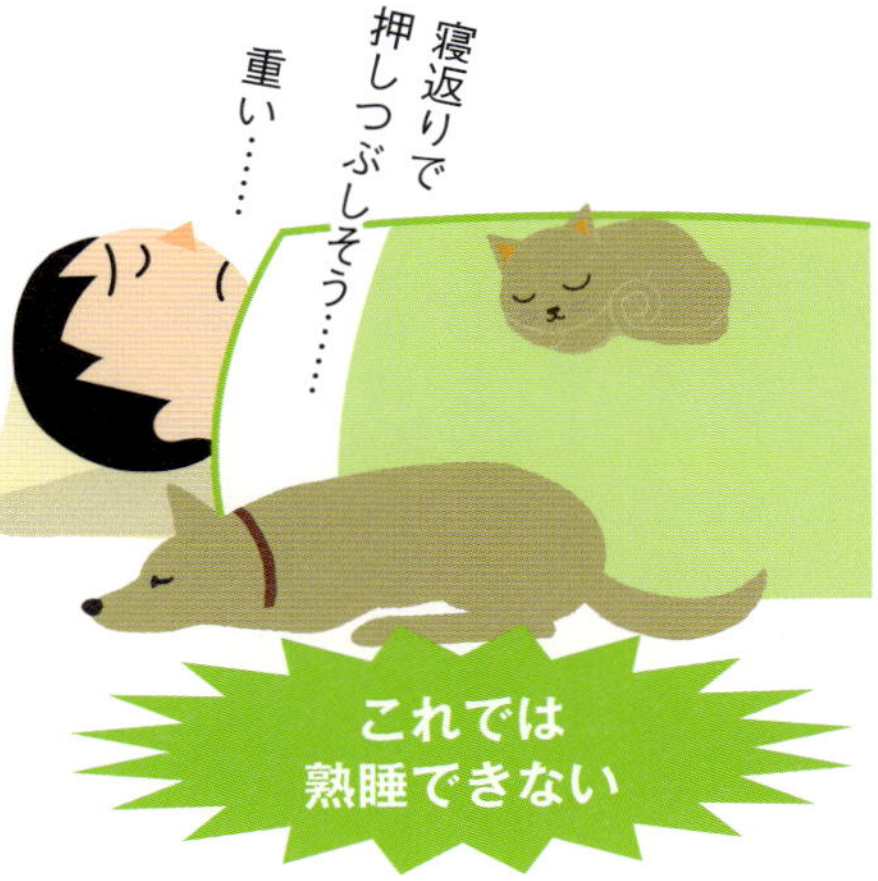
寝返りで押しつぶしそう……
重い……

これでは熟睡できない

- **動物を飼うときは早いうちから一人で寝る習慣を**
- **添い寝が根付いてしまったら気に入る寝床を別室に**

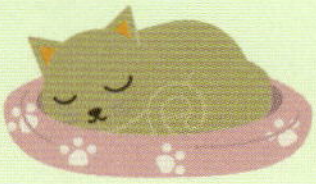

35 布団乾燥機で「ホカホカ布団」をセットする

蒸し暑い夏場は別ですが、基本的に、寝具は温めておいた方が安眠できます。

ある実験で、20人の人を、10人ずつ寒い部屋と暖かい部屋にグループ分けし、人物の写真を見せたところ、寒い部屋にいた人の方が、その人物に悪い印象を持ったそうです。つまり人の体は、**暖かい環境に置かれると、物事を気分よく感じるもの**なのです。

ですから寝る時も、寝具が暖かければ安眠できます。布団乾燥機などで、しっかり布団を温めましょう。

これは「入浴」との兼ね合いを考えても重要です。

22ページで紹介した「人肌のお風呂」でもお分かりの通り、夜の入浴は低温でゆっくり入るのが鉄則。

ということは、冬場は入浴後にすぐに冷えてしまうリスクもあります。そんなとき、布団の中がホカホカならば大丈夫ですね。

ただし、**交感神経が目覚めてしまうくらいに「熱く」するのはやりすぎ。**布団乾燥機などを使う長さやタイミングを変えたり、温めたあとにしばらく掛布団を外したり、と何パターンか工夫して、「フィールグッド」な暖かさを見つけておくと良いでしょう。

暖かい布団でぐっすり安眠！

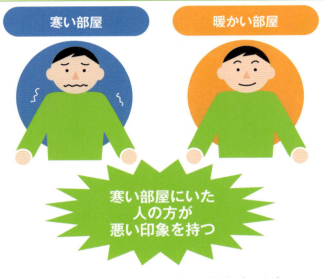

寒い部屋　　暖かい部屋

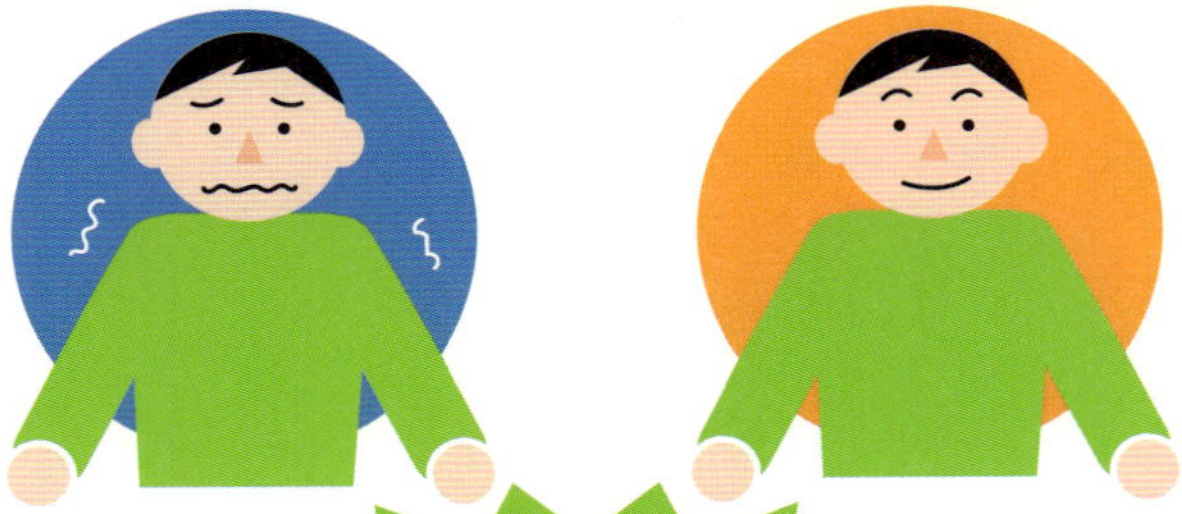

寒い部屋にいた
人の方が
悪い印象を持つ

人の体は暖かい環境に置かれると
物事を気分よく感じる

寝る時も…
布団乾燥機などでしっかり温めよう

※「熱く」するのは交感神経が
目覚めてしまうので、やりすぎ

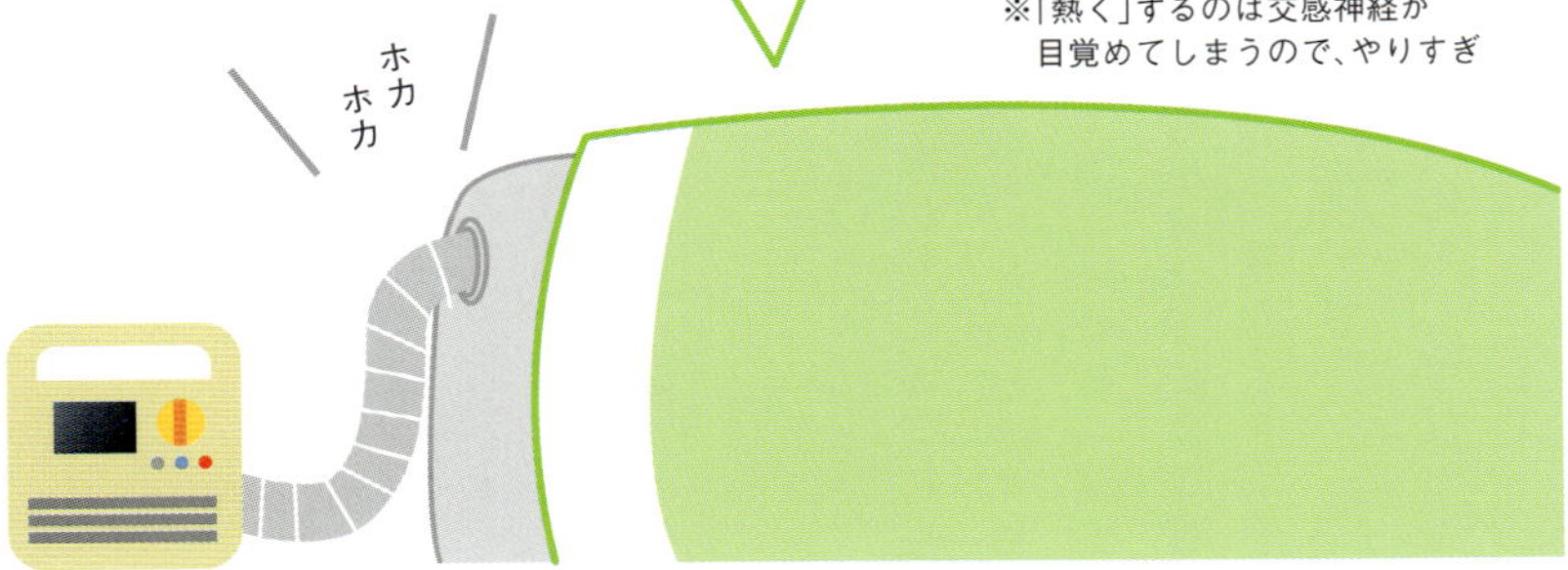

36 カーグッズをプチアレンジした「安眠枕」がすごい！

「低反発枕が合わない」という声は意外と多いもの。

一人ひとりの頭の形に沿って凹《へこ》むから、頸椎《けいつい》のカーブにしっかりフィットする、という利点があるはずなのに、実際に寝てみるとなぜ落ち着かないのだろう……と私自身も疑問でした。

使用してみてわかった理由は、ごく単純。**独特の感覚に、体が戸惑《とまど》うからです。**自然界にあるものとは程遠い感じが「フィールグッド」ではないのです。

そこで「ある一工夫」を加えた低反発枕を診療所で使ったところ、なんと絶賛の嵐。施術中に熟睡した、家でも真似《まね》てみたらよく眠れた、という声が続出しました。

その「一工夫」とは――厚手のタオルで包むだけ。これだけであの独特な触感がマイルドになり、優しく頭部をホールドしてくれる最高の枕になるのです。

なお、市販の低反発枕を厚いタオルで包むと、かさばりすぎる可能性あり。私のおすすめは、**車を運転するときシートに乗せる「腰当て」**。**枕よりサイズも厚みも小さい、低反発素材のクッション**です。

これを、タオルで厚くくるんでみてください。頭を載せたときの柔らかなホールド感に、きっと驚くでしょう。

「一工夫」でフィールグッドな枕に！

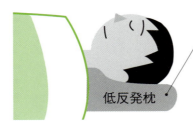

低反発枕

一人ひとりの頭の形にフィットするメリットがあるはずなのに落ち着かない…

独特の感覚に体が戸惑うから

そこで一工夫！

厚手のタオルで包むだけ

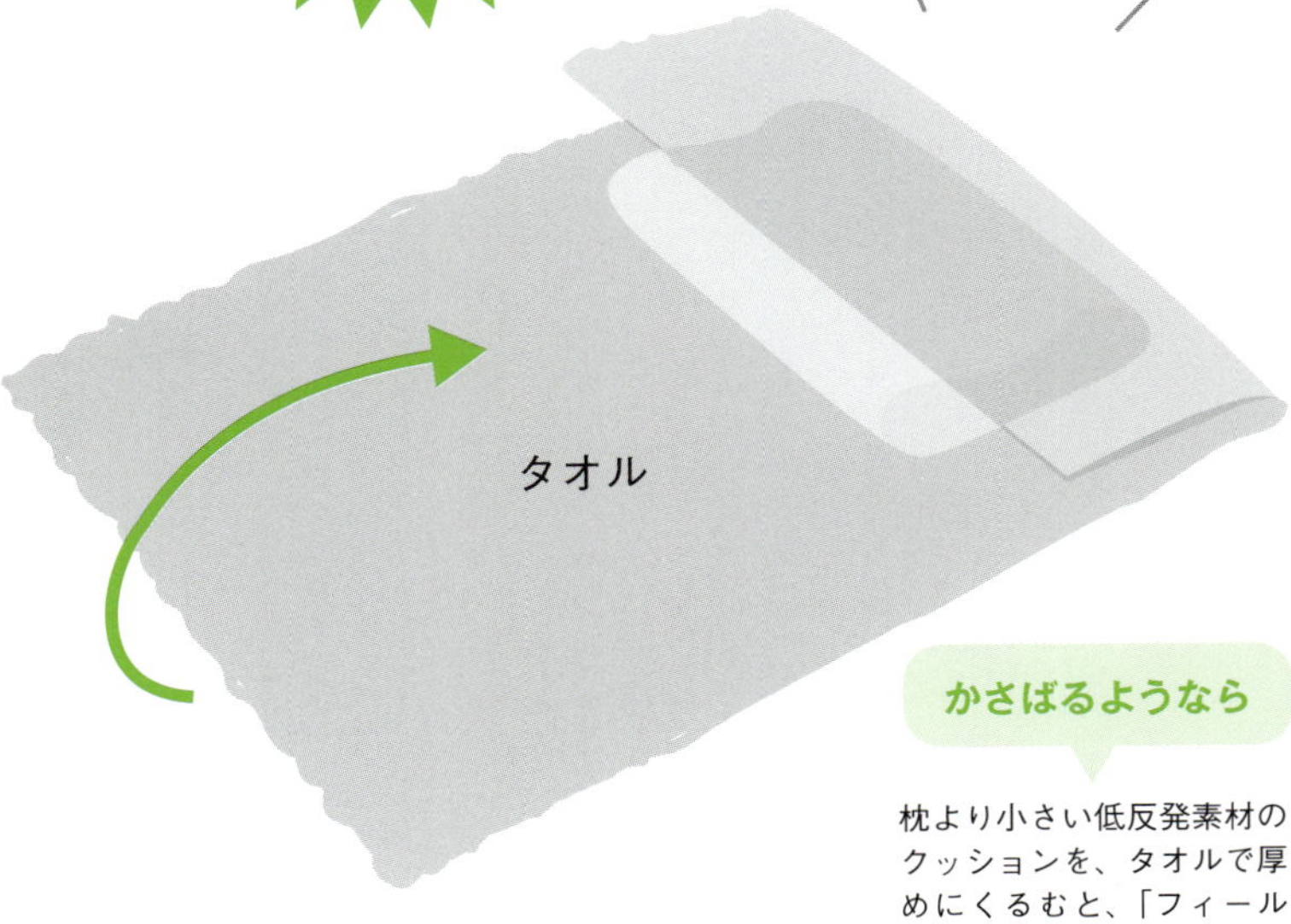

かさばるようなら

枕より小さい低反発素材のクッションを、タオルで厚めにくるむと、「フィールグッド」なホールド感♪

37 エアコンに布を垂らすだけで、だるさや肌の乾燥を軽減！

エアコンは安眠の必需品。

しかししばしば、体に直接風が当たってしまうのが困りものです。身体を避けて送風してくれる「賢い」エアコンはたいていリビングに設置されていて、寝室のエアコンはシンプル装備であることが多いですね。結果、翌朝にだるさや肌の乾燥を覚えることがあります。

エアコンの風向板をスイングさせる、向い側に扇風機を置いて回す、などの対策もありますが、やはり少しは風が当たってしまいますし、扇風機のためのコンセントが都合の良い位置にあるとは限りません。

そこで**おすすめなのが、布を垂らすこと**です。

一番簡単なのは、「のれん」のように、エアコンの正面にまっすぐ垂《た》らすこと。これだけで体に当たる風はなくなります。暖房のときは、暖かい空気が上に溜まるのを防ぐ効果もあり。

市販の「風よけ」を買うのも良い方法です。エアコンの機械に装着して、通風孔《つうふうこう》の前を遮《さえぎ》る布状のシンプルなものから、風向調整機能のついたものまでいろいろ。一か所だけ冷えすぎる冷房や、なかなか暖まらない暖房の悩みが解消され、眠りの質が格段に上がります。

風を制することが安眠への近道に

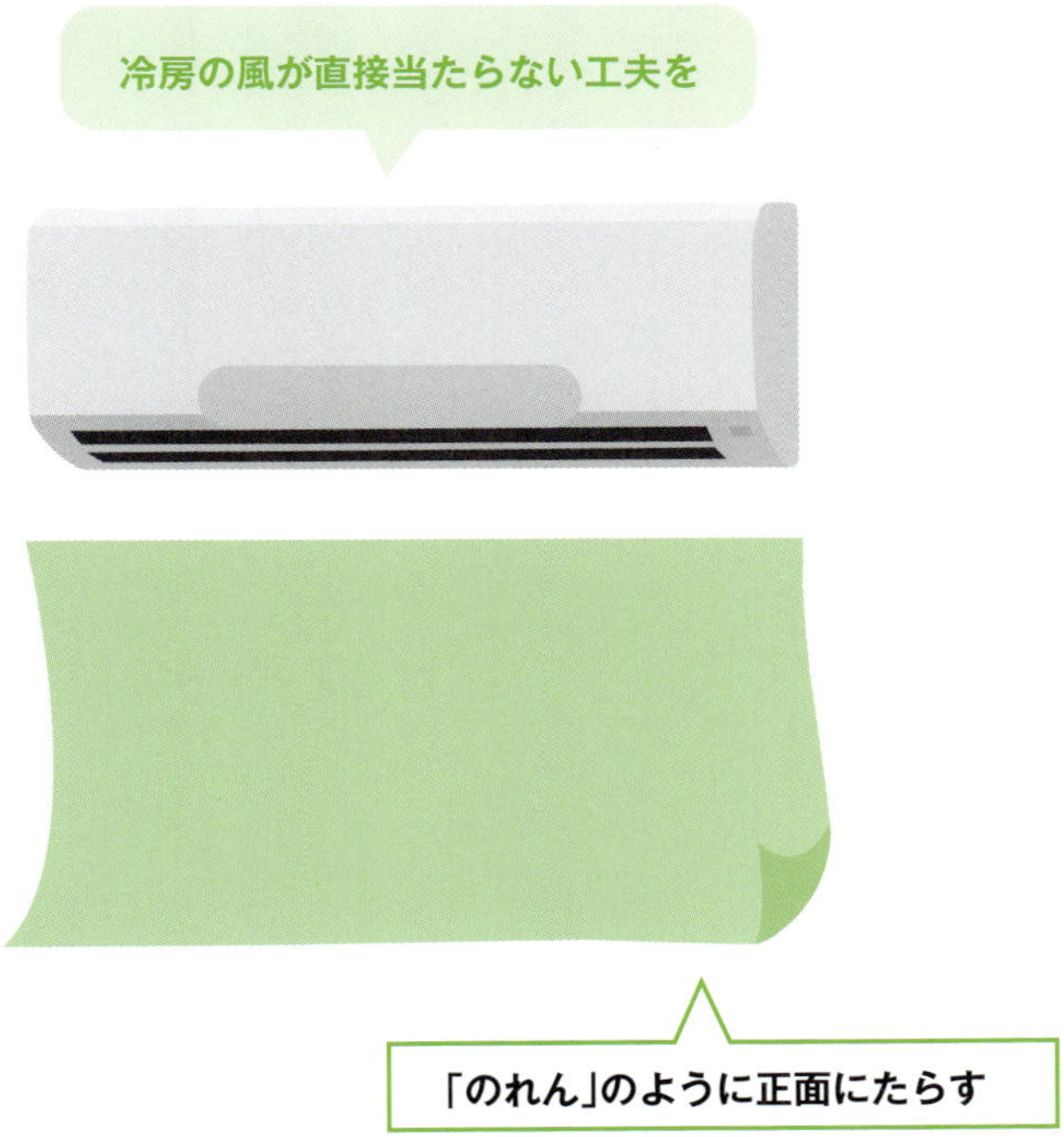
冷房の風が直接当たらない工夫を
「のれん」のように正面にたらす

翌朝のだるさや肌の乾燥を軽減

↓

質のよい眠りに！

※暖房の際は、暖気が上方に溜まるのを防止

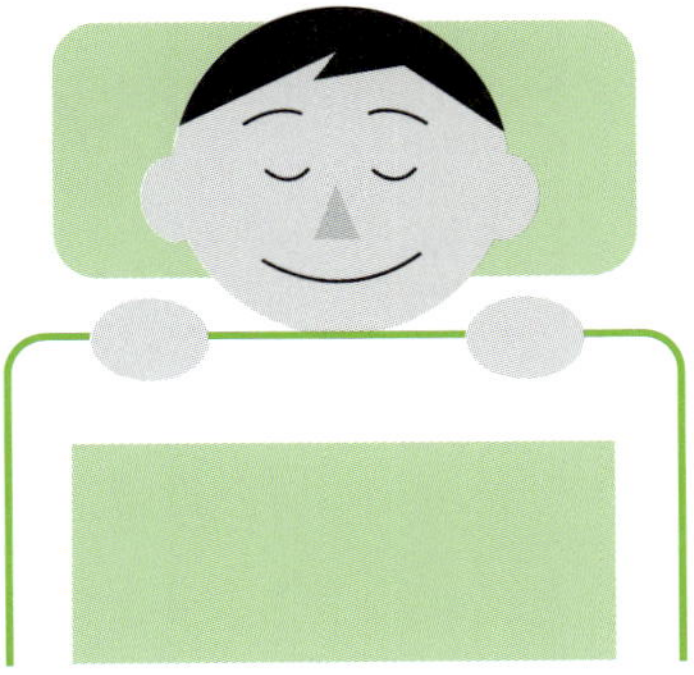

38 たった1枚のバスタオルで、安眠度がアップ！

抱き枕がないと寝られない人や、うつ伏せで寝ないと安心できない人がしばしばいますね。これは動物が滅多にお腹を見せないのと同じように、人間も、内臓の入った柔らかい部分を「覆《おお》う・隠す」ことで身を守る本能があるからです。

しかし寝姿勢の良《よ》し悪《あ》しで考えると、横向きやうつ伏せより、やはり仰向《あおむ》けが理想的。寝返りをうつにせよ、**基本はお腹を上に向けた姿勢をとることで体重が分散され、首凝りや腰痛、寝違えなどを防げる**のです。

そこで、仰向けになったお腹の上にバスタオルを置いて寝てみましょう。四つ折りにしてお腹の上に置き、その上から掛布団をかぶると、その夜の安眠度が、格段に変わるのを実感できるはずです。

お腹の上に軽いモノが載っていると、本能が安心感を覚えます。ふわりとした温かみとかすかな重みは、安心のシグナルです。

なお、このとき同時に「膝」を温めるのもおすすめ。体を陰の状態に導く休息スイッチとして、鍼灸師の間では有名です。

貼るタイプのカイロをタオルにくっつけて、膝にのせて寝てみると、さらにもう一段安眠度が上がるでしょう。

「バスタオル」一つで睡眠は変わる

首凝りや腰痛、寝違えを招くことも

うつ伏せや、横向きで寝ると安心するのは、動物にもある内臓を「覆う、隠す」本能と同じ

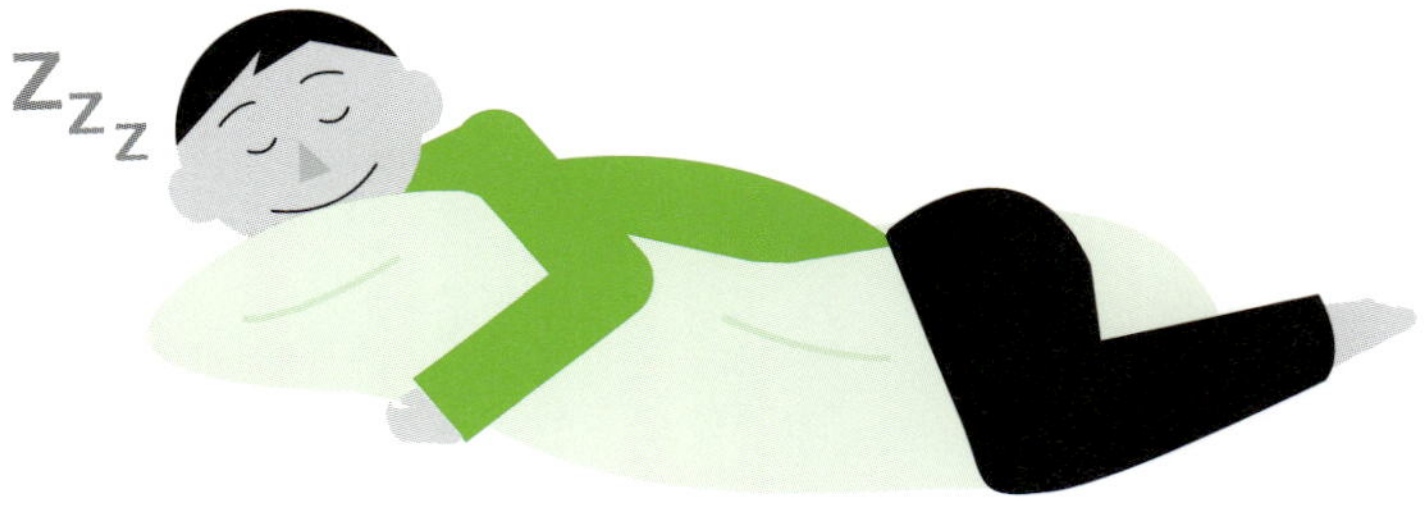

仰向けが理想的！

お腹を上に向けた姿勢は体重が分散される

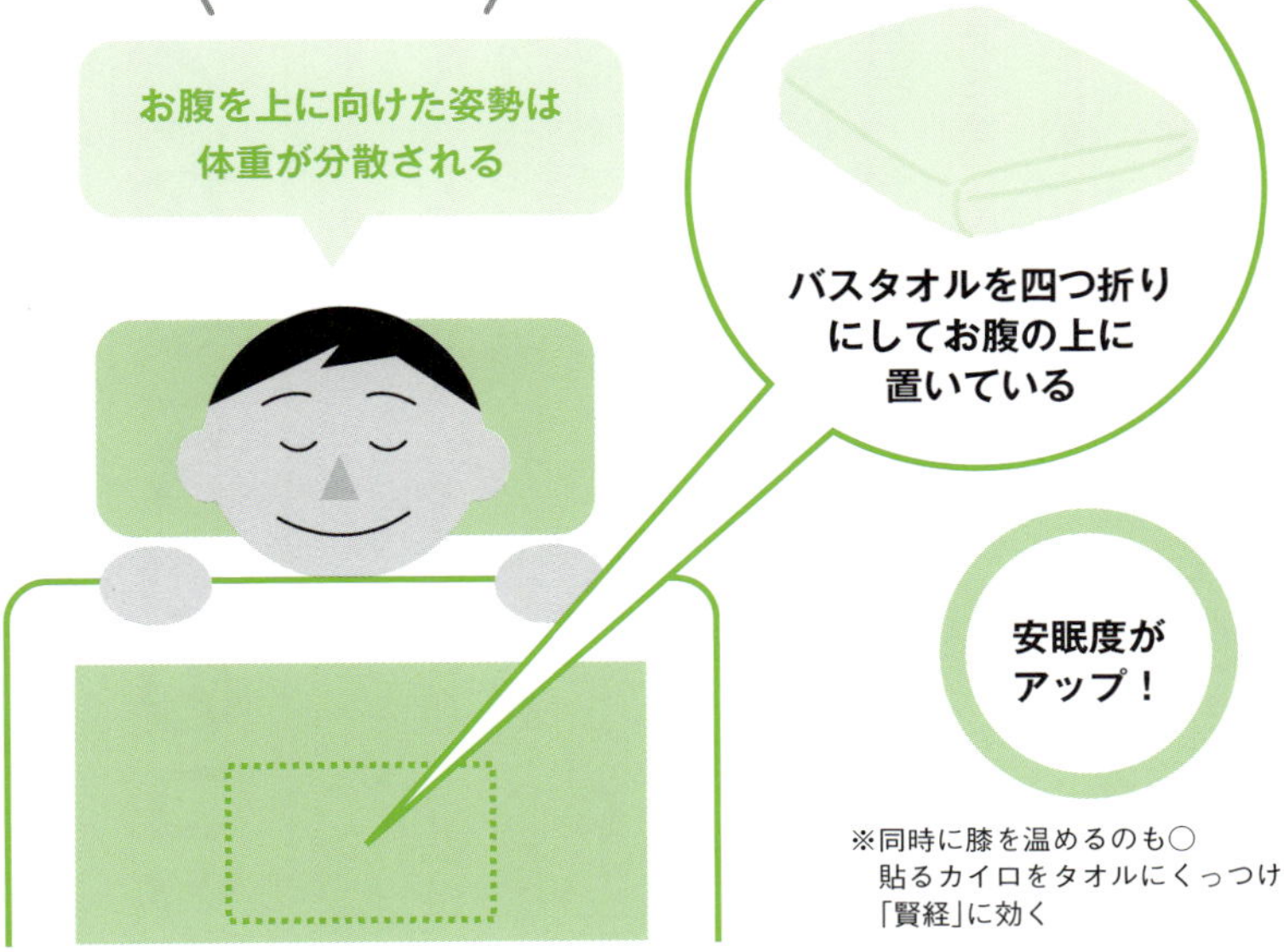

バスタオルを四つ折りにしてお腹の上に置いている

安眠度がアップ！

※同時に膝を温めるのも○
貼るカイロをタオルにくっつけて活用、「腎経」に効く

39 わずか2週間で、「寝起きが抜群に良くなる」3つのコツ

「たっぷり寝たのに寝起きが辛い」と言う人は多いですね。しかしそうした「寝坊体質」は、生活習慣に一工夫加えることで、必ず変わります。

その条件は、**「起きるのが楽しみになるしかけ」「ほどほどの量の朝食」「20分間の運動」の3つ**です。

1つ目の「起きるのが楽しみになる仕掛け」は前日に仕込んでおきましょう。お気に入りのパンやチーズなど、食べ物を用意するのが一番手軽な方法です。「起きたらアレが食べられる」と思えるほどおいしいものを用意して、モチベーションを上げましょう。

とはいえ食べすぎは覚醒を阻《はば》むモトなので、あくまで少量にとどめること。なお、メニューを味噌汁など「熱＋アミノ酸」にするのも大事。熱で胃腸が動きだし、スタミナスイッチも入ります。

そして「運動」も不可欠。ストレッチや散歩など、単純な動きを20分続ければ眠気は必ず消えます。

これらをとにかく、2週間続けましょう。数日試して効果がないからといって投げ出してはいけません。体が変わるには、2週間という時間が必要なのです。騙《だま》されたと思って14日間、この習慣を脳に覚えさせましょう。

寝起きがよくなる3つのポイント

1 起きるのが楽しみになるしかけ

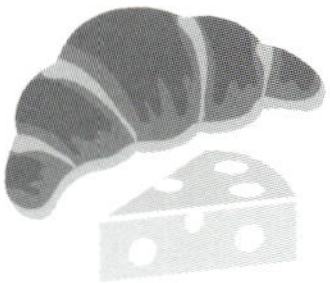

前日に、お気に入りの食べ物を用意。
「起きたら、アレを食べられる！」と
モチベーションUP

2 適量の朝食

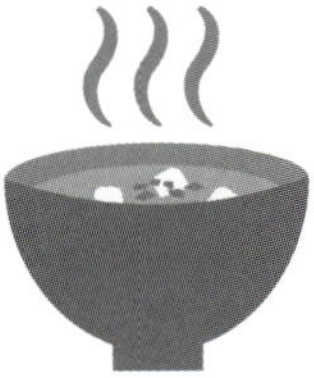

食べすぎは、覚醒を阻むモト、
「熱＋アミノ酸」(味噌汁など)で
胃腸を動かす

3 20分間の運動

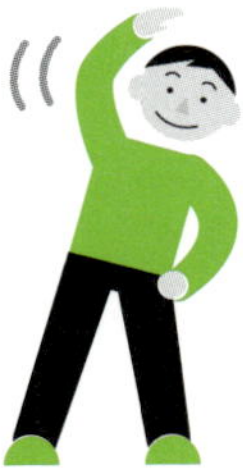

ストレッチや散歩など、
単純な動きを20分続ける

これらを2週間続けて、体に覚えさせよう！

40 睡眠に効くツボ

日中の活動から、夜の睡眠へ。この流れをスムーズにするには、徐々に「スイッチオフ」することが必要です。

帰宅後、活動モードをオフにするには「壇中《だんちゅう》」を押すのがおすすめ。左右のバストトップを結んだ線の真ん中にあります。両手の人差し指と中指を重ねてジンワリ押し込むと、緊張がとけてホッと一息つけます。

お風呂では、溜まった疲れを除去しましょう。すねの外側、膝と足首の中間にある「豊隆《ほうりゅう》」は、座りっぱなしで足がむくんだときや、だるいときに押すと効果的。バスタブの中で揉むように押すと、芯から癒されます。

寝る直前には、安眠のツボ「百会《ひゃくえ》」を指圧。両耳から上に上がった先の中間点を、人差し指と中指で垂直に押し込みましょう。

このように段階的にリラックス度を高めていけば、あとは自然に眠く……なるはずが、冬場などは足が冷えて眠れない、というケースも。その際は、足の内側の「太白《たいはく》」を押しましょう。親指の付け根のくぼみ部分にある太白は低血圧の特効ツボ。血流がよくなり、冷えをすばやく解消できます。

体の疲れに効くツボ

帰宅後に一息

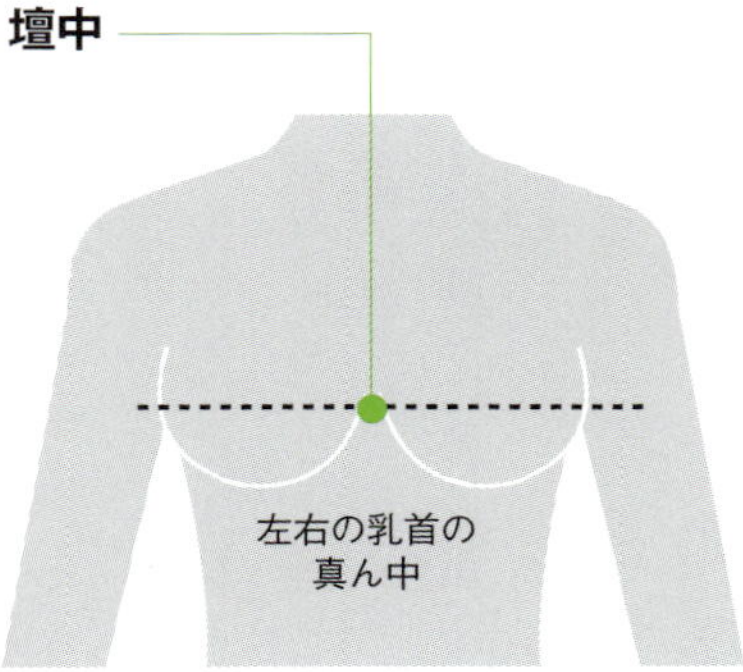

お風呂の中で

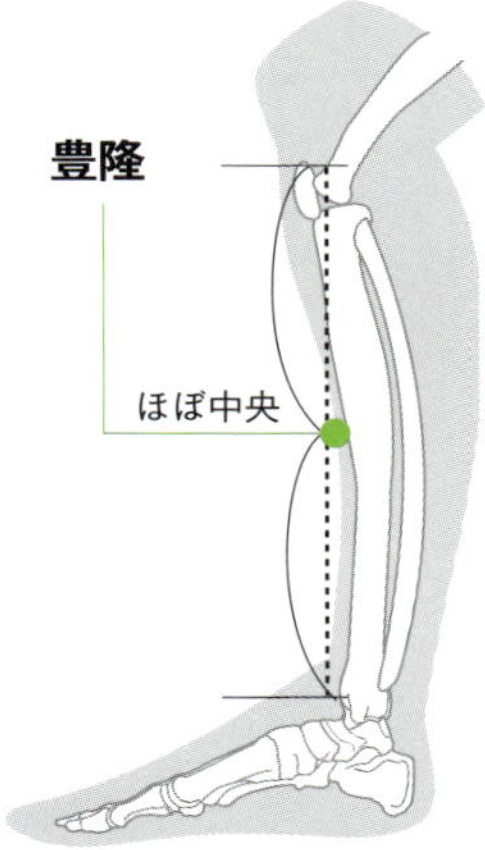

寝る直前

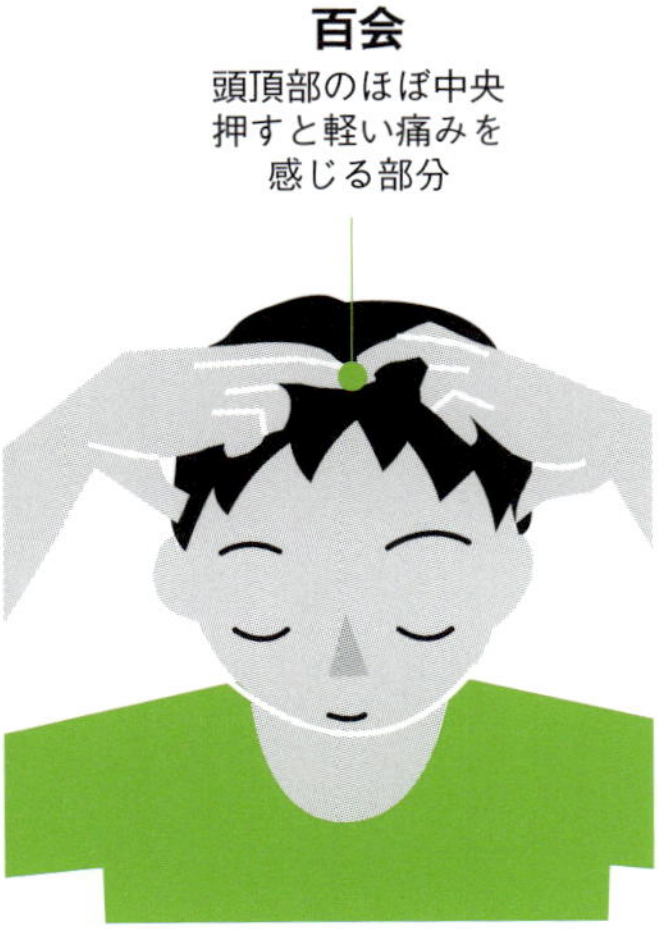
百会
頭頂部のほぼ中央
押すと軽い痛みを
感じる部分

足の冷え

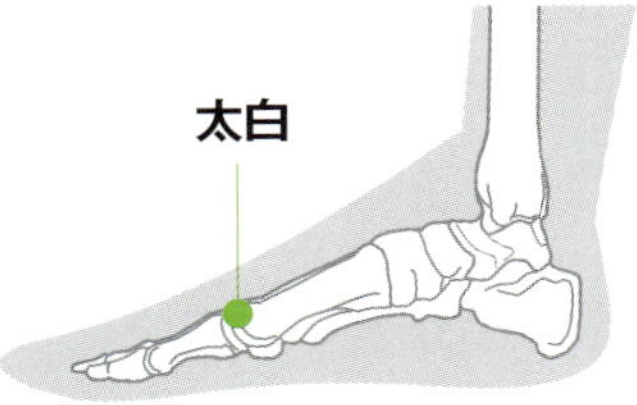

コラム

東洋医学の理想は「変わる・ゆらぐ」体！

東洋医学と西洋医学は、健康の捉え方が大きく違います。

西洋医学の判断基準は「数値」にあります。血圧にせよコレステロール値にせよ、「健康な範囲」があって、その外側は「要注意」や「異常」になります。

対して東洋では、「変化がないこと」を異常と見ます。止まること、一定であることが不健康なのです。東洋医学の病名、「瘀血《おけつ》」「気鬱」「気滞《きたい》」などはすべて「停滞する」という意味を持っています。

対して、良いとされるのは「ゆらぎ」。調子のいいときと悪いとき、両方あって自然だと考えます。西洋医学の理想が頑強な「樫《かし》の木」なら、東洋は、ゆらぎつつも折れる心配のない「柳《やなぎ》の木」といえるでしょう。

面白いことに、「美」の基準に関しても対照的。西洋では、「鼻の高さや角度」「両目の間の距離」などに理想的な比率がありますが、東洋ではそうした決まりはナシ。色々な美しさがあっていい、という多様性尊重型です。

さて、現代人のせわしない日常――「効率優先」の価値観のルーツはどちらでしょうか。言うまでもなく、西洋でしょう。

たとえば、余計なことに時間と頭を使わないよう、毎日同じデザインの服をきていたスティーブ・ジョブズ。彼は東洋思想に精通していた人物ですが、この発想はきわめて西洋的です。

彼の仕事量がもっと少なかったら、気分に合わせてカラフルな服を選んでいたかもしれません。

そう、効率優先は、常にゆらぐ「気分」を殺すことです。それは自然に逆らうことであり、そのギャップは、長い目で見れば、きっと心身に疲れをもたらすでしょう。

「でも、余計なことに時間をかけたくないよ」という意見もあるでしょう。それもごもっとも。ならば、「今、何を着たい？　何を食べたい？」ということを、すぐにつかめるアンテナを磨きましょう。

体の声、心の声に耳を澄ませて、すぐそれに対応できるようにする東洋の知恵――皆さんも是非、身につけてみませんか？

第五章

体質でわかる、自分だけの休息法

41 4つの体質を知れば、「自分仕様」のケアができる

体質とは、身体の個性のこと。「背が高い」「筋肉質」などの生来の特性に、環境や生活習慣が掛け合わされて、体質が形成されます。

この体質によって「どうなったら疲れるか」「どんなケアをすればよいか」は違ってきます。

たとえば「冷え」の症状を訴える二人の人がいたとしても、体質が違えば、別の対策が必要です。

交感神経が働きやすい体質で、体が緊張して冷えているのなら「ガムを噛んで体をほぐす」といった方法が適しているでしょう。

しかし、代謝が滞りやすい体質のせいで冷えているのなら、その方法は効きません。味噌汁など、代謝をアップさせる熱いものを体に入れるのがベストです。

この体質は、大きく4つに分かれます。

東洋医学では、体の働きを「五臓《ごぞう》（肝・心・脾《ひ》・肺・腎）」の5つに分け、それに自然界の「木・火・土・金・水」を当てはめています。

そこから「心＝火」を除いた「木・土・金（金属）・水」が、体質の4タイプです。

次項では、あなたがどのタイプに当てはまるかがわかるテストと、それぞれの特徴をお話ししましょう。

自分の体質を知り、適切なケアをしよう！

体質によって

どうなったら疲れるか

どんなケアをすればよいか

は違ってくる！

↓

体質は大きく**4つ**に分類

木	土
金属	水

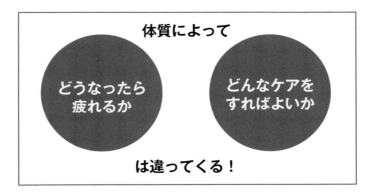

42 木・土・金属・水――あなたはどのタイプ？

木タイプ⬇疲れを感じにくいハードワーカー

リーダー気質で責任感の強い兄貴肌・姉御《あねご》肌。常に動いていて、ボーッとしている時間が少ない。裏を返せば「疲れに気づきにくい」のが弱点。バリバリ頑張っていて、ある日いきなり倒れる、といったリスクも。

土タイプ⬇おっとり系で、胃腸が弱点

いわゆる「癒し系」。おっとりマイペース、安定感のある性格の持ち主。口の周りや胃腸の働きにトラブルを起こしやすく、本人に自覚があるケースも多い。胃腸の負担をいかに減らすかがカギ。

金属タイプ⬇感情豊かなムードメーカー

サービス精神旺盛《おうせい》な盛り上げ役。感情が豊かな分、パワーを使い切ると突然落ち込む、といった振れ幅の大きさが特徴。疲れの影響は呼吸器系に出やすく、鼻づまり等の風邪《かぜ》に近い症状で現れることが多い。

水タイプ⬇愛されキャラだがスタミナに難あり

気配り上手で愛想のよい人気者だが、「努力」「挑戦」はやや苦手。スタミナが続かず、だるさを感じやすい。外見にも不調が現れやすく、肌のくすみやシワなど「老けた」感じの変化が出る。

あなたのタイプを知ろう！

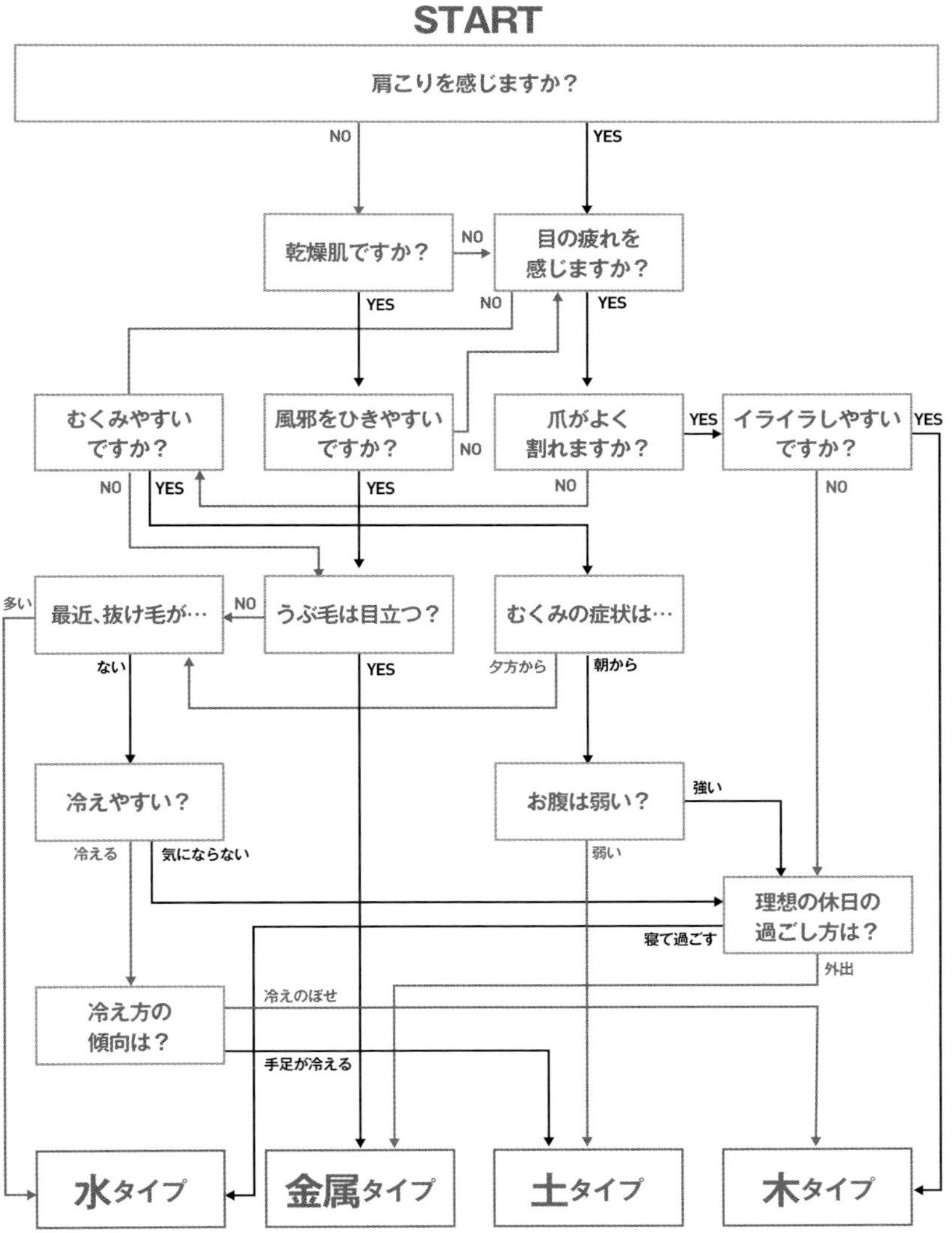

『寝てもとれない疲れをとる本』（文響社）より

43

「木」タイプの疲れと対策

責任感が強く、頑張り屋さんの木タイプ。交感神経が優位になりやすく、気づかぬうちに働き過ぎに陥ってしまう、「休み下手《べた》」気質です。

少しでも「疲れたかな」と思ったら、実はかなり疲れている証拠。もう一息頑張りたいのをセーブして、ペースダウンを心がけましょう。指圧《しあつ》や鍼灸、アロママッサージなど、自分が動かず「人にしてもらう」ケアを受けるのもおすすめです。

【疲れの主なサイン】

- 首や肩の筋肉が凝る
- まぶたが痙攣《けいれん》する
- 爪が割れる
- 手足は冷たいのに頭がのぼせる
- 側頭部が痛む

【すぐ効く疲労解消法】

- ガムを噛む（16ページ）
- アイピローで目の緊張をほぐす（14ページ）
- 窓を開けた浴室でくつろぐ（18ページ）
- 肩甲骨の筋肉をしっかり動かす（26ページ）
- 20分間、規則正しい運動をする（70ページ）

「木」タイプの疲れのサインと解消法

疲れの主なサイン

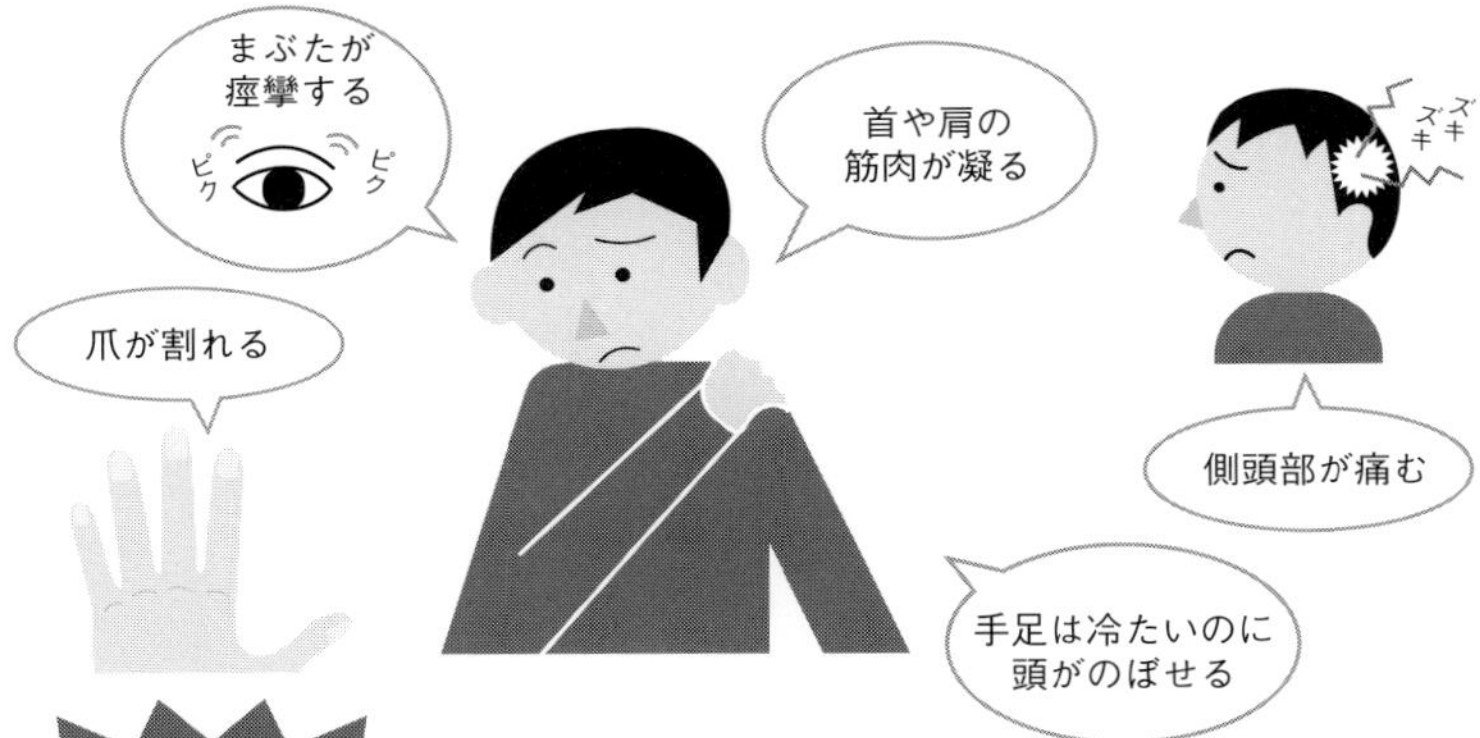
まぶたが痙攣する
ピク
ピク
首や肩の筋肉が凝る
ズキ
ズキ
爪が割れる
側頭部が痛む
手足は冷たいのに頭がのぼせる

すぐ効く疲労解消法

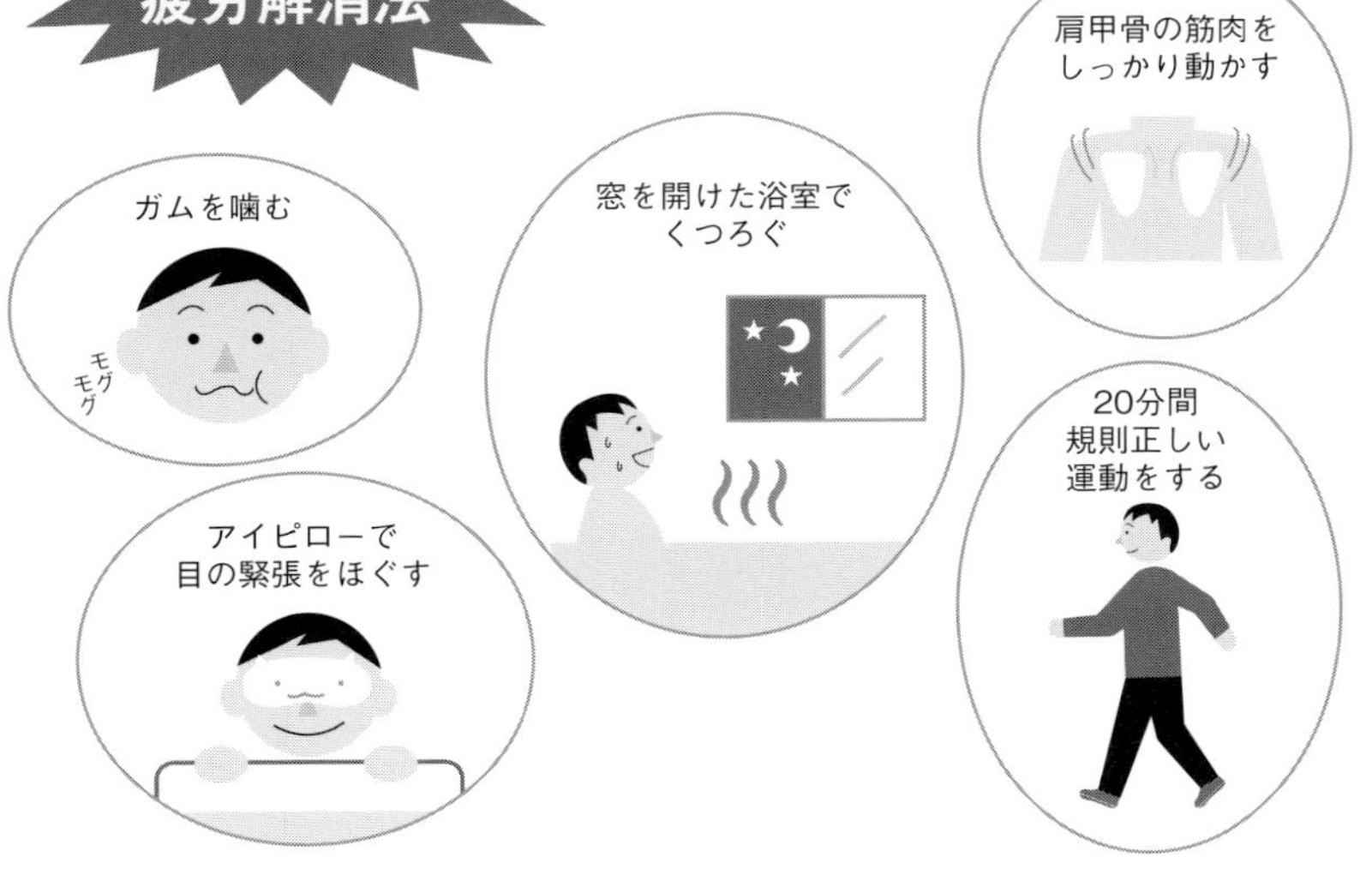

44

「土」タイプの疲れと対策

疲れが胃腸に現れやすい土タイプ。「お腹が弱い」という自覚はおそらくあるはずですが、適切なケアをすれば、日ごろの体調そのものも改善できる可能性大です。

ケアの基本は、消化しやすい食事。ごはんは柔らかめに炊《た》くなど、胃腸の仕事を意識的に減らしてあげましょう。

寝る前の飲食は、胃腸を酷使するので厳禁。一日一度は胃腸を空にする時間を持ちましょう。そのサインは空腹感。この感覚を感じるまで食べないのがコツです。

【疲れの主なサイン】

- 肩凝りの感覚があるのに、触ると柔らかい
- 口内炎や口角炎《こうかくえん》ができやすい
- 食後に膨満感《ぼうまんかん》がある
- 昼食後に眠くなりやすい
- 朝から体がむくみやすい

【すぐ効く疲労解消法】

- 食欲がない日は昼食を軽くするor抜く（46ページ）
- 一口の分量を小さくする（58ページ）
- ドライフルーツ等「乾いた甘味」を一粒食べる（42ページ）
- ごはんを柔らかめに炊く
- 空腹時に「葛湯《くずゆ》」を飲む

「土」タイプの疲れのサインと解消法

疲れの主なサイン

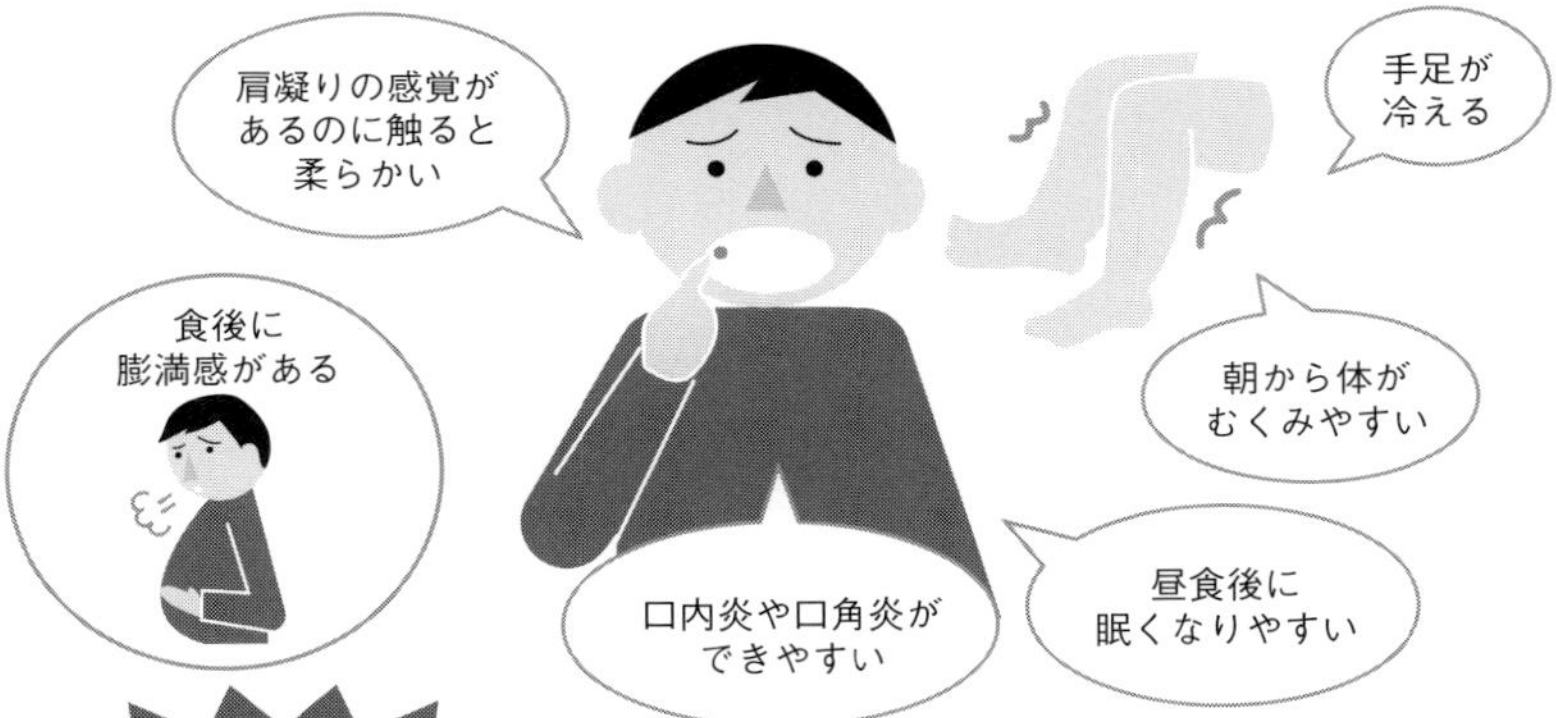

すぐ効く疲労解消法

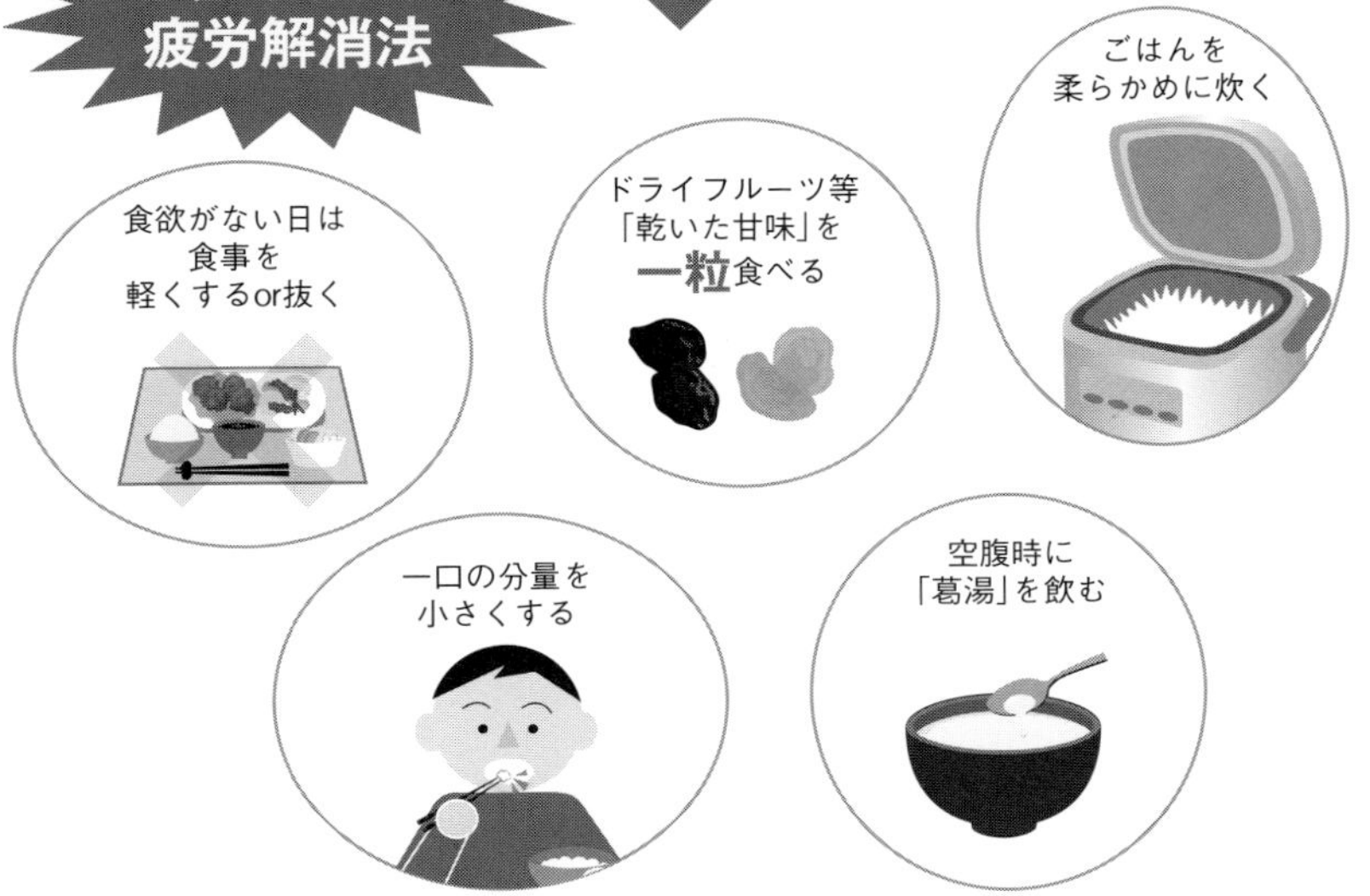

45

「金属」タイプの疲れと対策

金属タイプは感情豊かなロマンチスト。感情の振れ幅が大きいぶん、疲れるときはドッと疲れやすい傾向あり。それを防ぐには、ひとつのことに集中せず、色々なことを同時進行的に行うこと。パフォーマンスも上がり、心身の状態も整います。いつも電車で行く所にあえて自転車で行く、フラリと小旅行するなどの気分転換も有効。

また、全般に猫背で呼吸が浅めなので、意識して肩甲骨を寄せ、胸を開くよう心がけましょう。
【疲れの主なサイン】

・肌が乾燥する
・鼻が詰まる
・呼吸が浅くなりやすい
・肩甲骨の間が凝る
・腕が上下左右に動かしにくくなる

【すぐ効く疲労解消法】

・乾布摩擦をする（26ページ）
・「キラキラ体操」をする（82ページ）
・カラオケ等で思い切り歌う
・通勤ルートをときどき変える
・軽く発汗する程度のウォーキングをする

「金属」タイプの疲れのサインと解消法

疲れの主なサイン

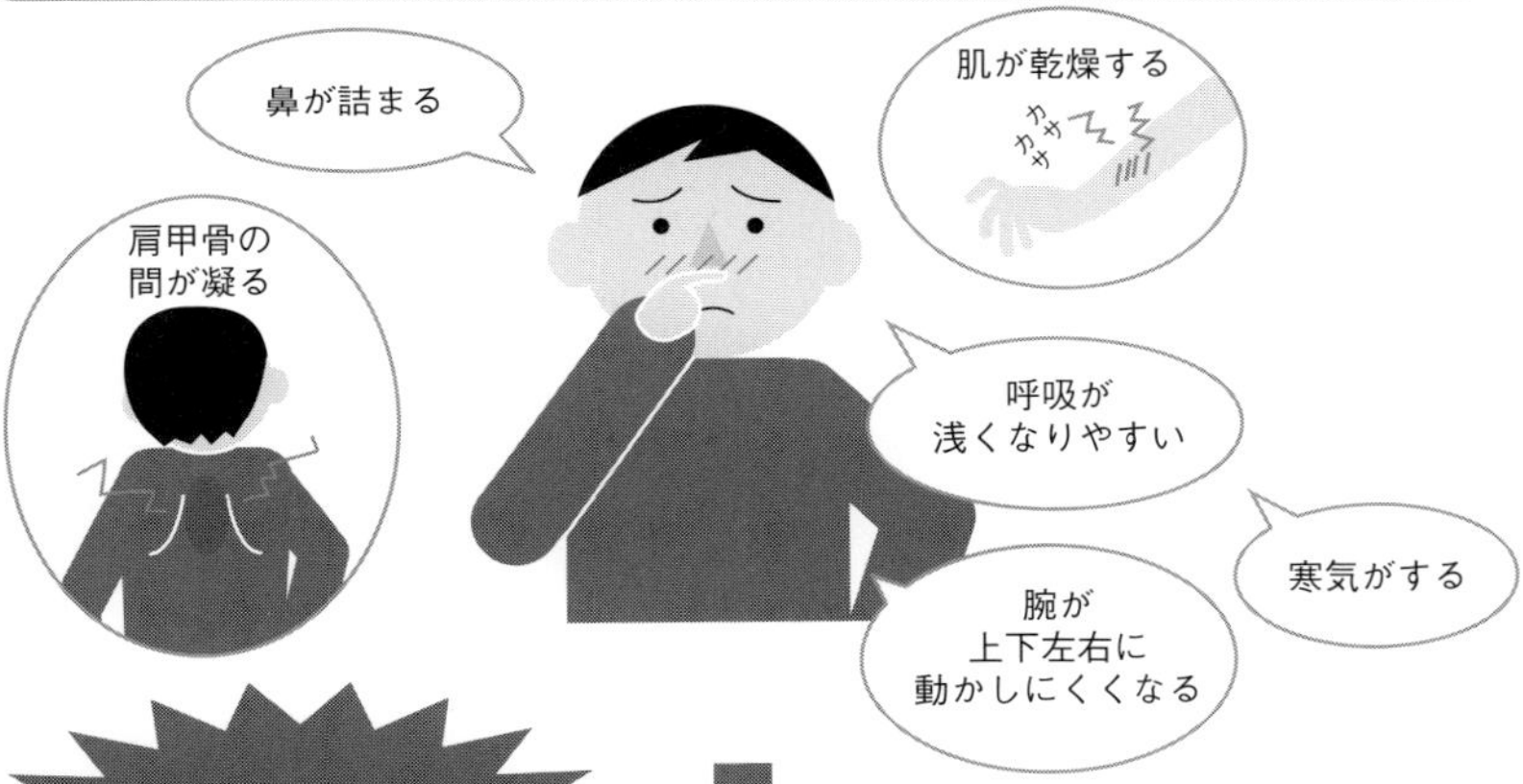

すぐ効く疲労解消法

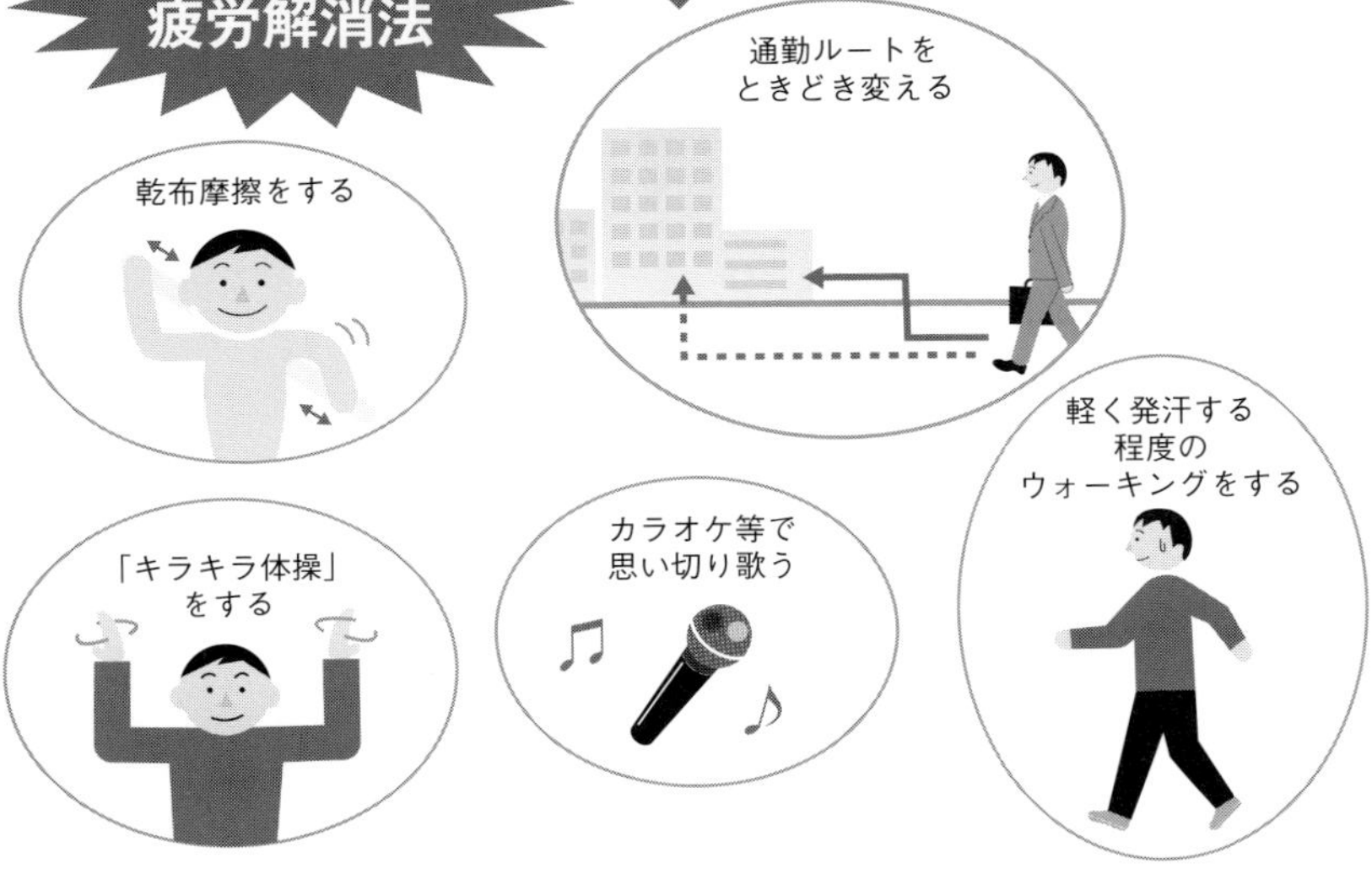

46

「水」タイプの疲れと対策

明るい気質の水タイプですが、髪がパサつく・肌がくすむ・耳が遠くなりやすいなど、「老化」的な疲れ方が特徴。腎臓が司る機能の影響を受けやすく、水分コントロールや新陳代謝の不調が身体に反映されます。

スタミナ不足に陥りやすい傾向もあります。ですから夜は早めに寝るのが一番。良質な睡眠をたっぷりとって、そのぶん日中はしっかり活動する、メリハリ感ある生活が、疲労を溜めないコツです。

【疲れの主なサイン】

- **髪がパサつく、白髪《しらが》が増える**
- **耳鳴りがする、耳が聞こえづらくなる**
- **眼の下がたるむ、ほうれい線が目立つ**
- **筋張ったコリが出る**
- **足や腰がだるくなる**

【すぐ効く疲労解消法】

- **「だし」を飲む**（54ページ）
- **「腰ひねり歩き」をする**（68ページ）
- **「爪先トントン体操」をする**（82ページ）
- **月に一回、プチ登山をする**（74ページ）
- **ゴルフボールを踏んで足裏を刺激**

「水」タイプの疲れのサインと解消法

疲れの主なサイン

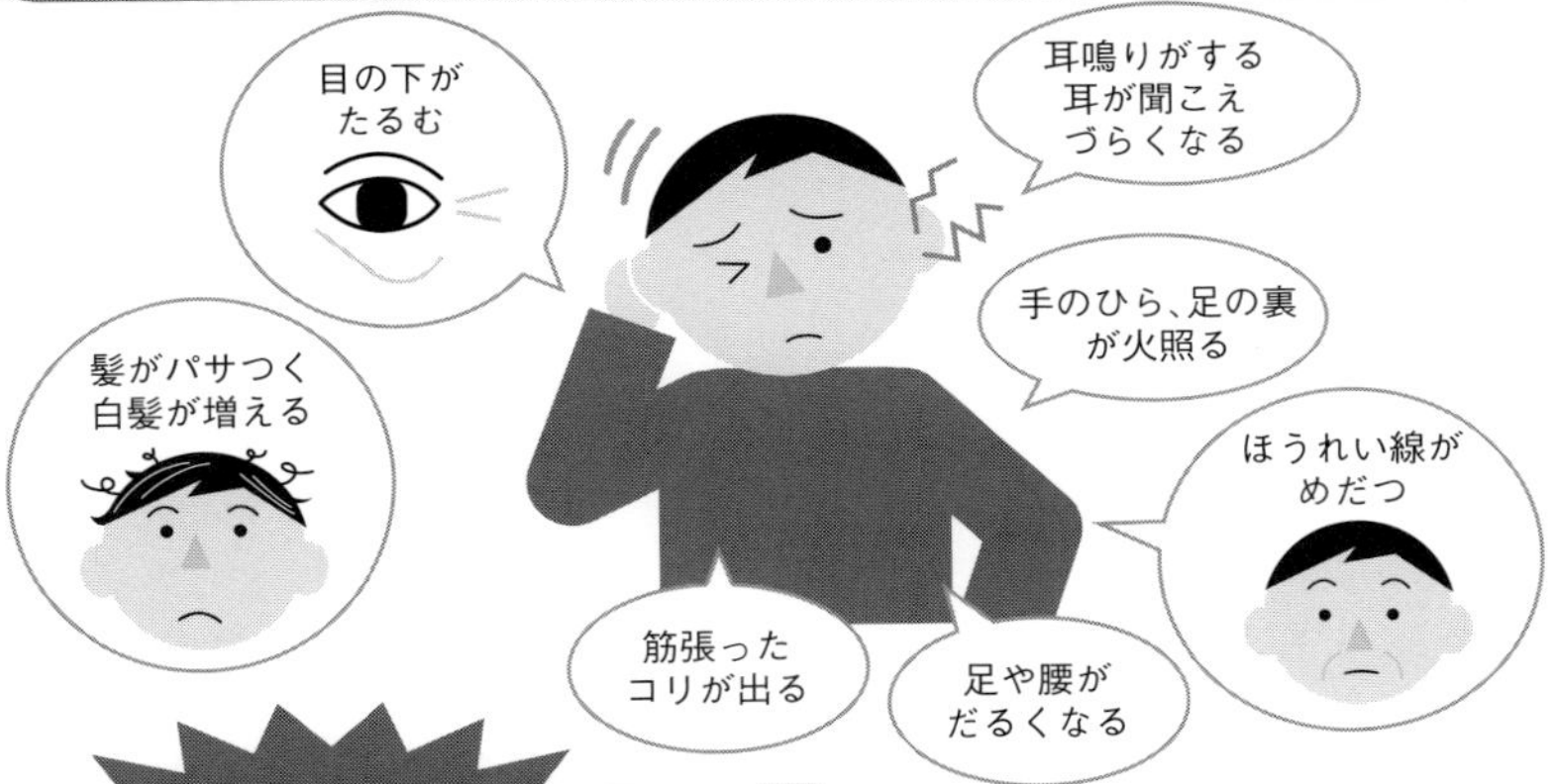
目の下が
たるむ
耳鳴りがする
耳が聞こえ
づらくなる
手のひら、足の裏
が火照る
髪がパサつく
白髪が増える
ほうれい線が
めだつ
筋張った
コリが出る
足や腰が
だるくなる

すぐ効く疲労解消法

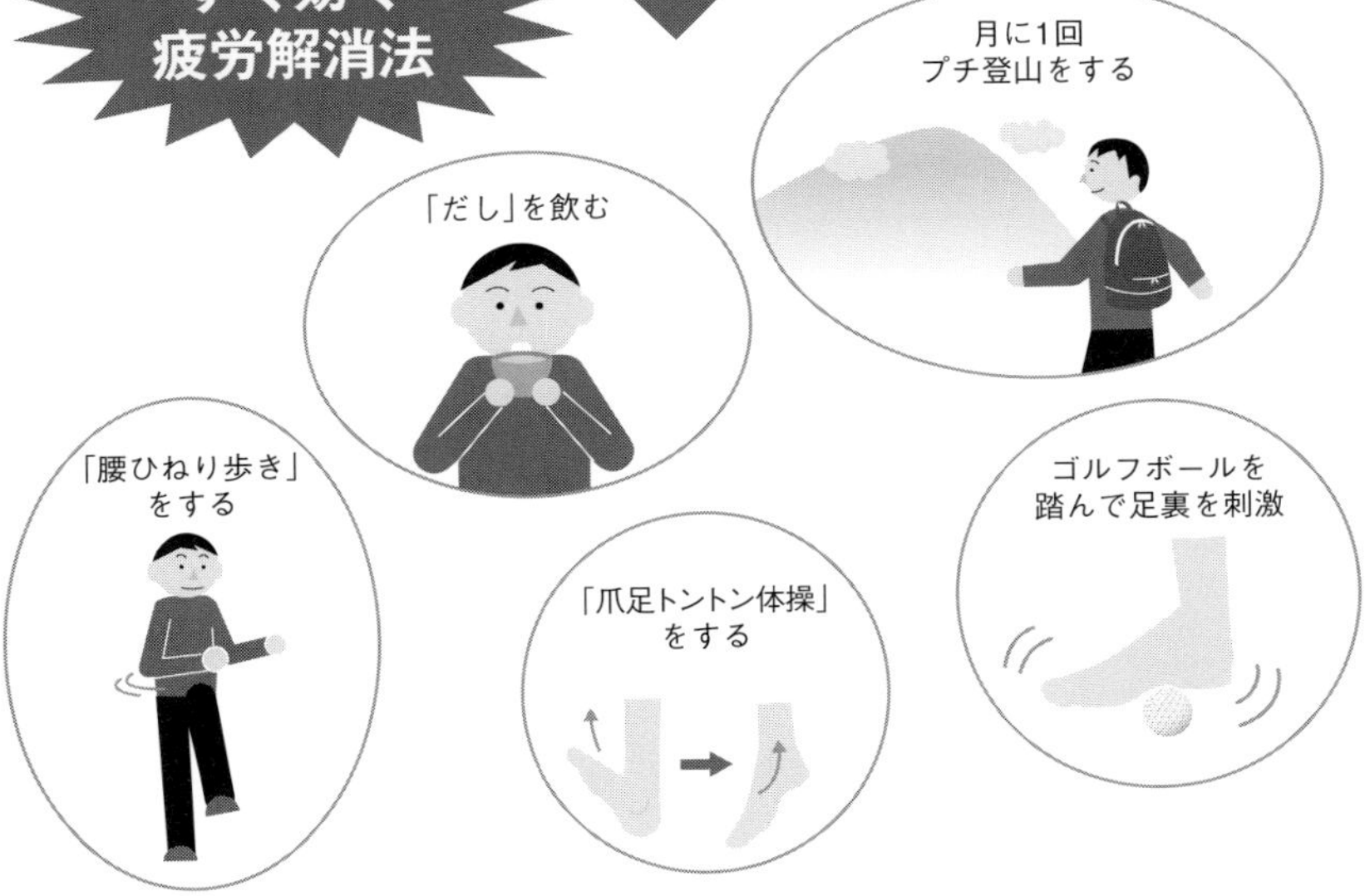
月に1回
プチ登山をする
「だし」を飲む
「腰ひねり歩き」
をする
ゴルフボールを
踏んで足裏を刺激
「爪足トントン体操」
をする

47 4タイプ別 疲れたときは、これを食べる！

体質ごとに違う対処法は、「食」に関しても同じです。「疲れを取る味」は、それぞれ違うのです。

50ページにも登場した酸味・苦味・甘味・辛味・鹹味（しおからみ）のうち、苦味を除いた残り4つの味は、4つの体質にぴったり対応します。

【木タイプ――酸味】

がんばりすぎて「陽」に傾きがちな体は、酸味で引き締めるのが正解。筋肉内の乳酸も、クエン酸で分解されます。心が疲れたときは、酸味に辛味を足すとなおベター。

【土タイプ――甘味】

胃腸不良のために「陰」に傾いてパワー不足になりがちなので、即効性の高いエネルギー源である糖分を一口。胃腸に負担をかけないよう、脂質の少ないものを選んで。

【金属タイプ――辛味】

モヤモヤ感に弱い金属タイプは、スパイシーな食べ物で発散を。発汗が促されて血流アップ、熱いものをフーフー吹けば呼吸も自然に深くなります。

【水タイプ――鹹味】

鹹味は塩味と苦味が合体したもの。塩分はスタミナ切れの特効薬、苦味は陽気のめぐりすぎを引き締めてくれます。ミネラルたっぷりの岩塩はとくに効果的。

自分に合った「疲れを取る味」は？

木タイプ…酸味

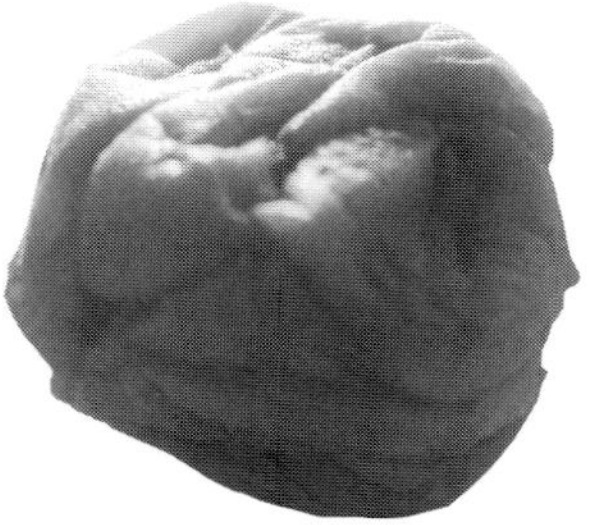

●酸味で体を引き締める
●心が疲れたときは辛味を足して

土タイプ…甘味

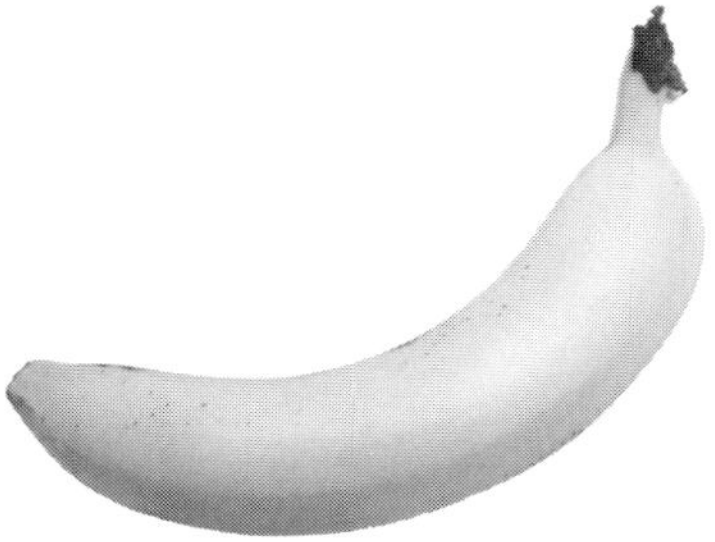

●即効性の高い糖分が◎
●脂質の少ないものを選ぶこと

金属タイプ…辛味

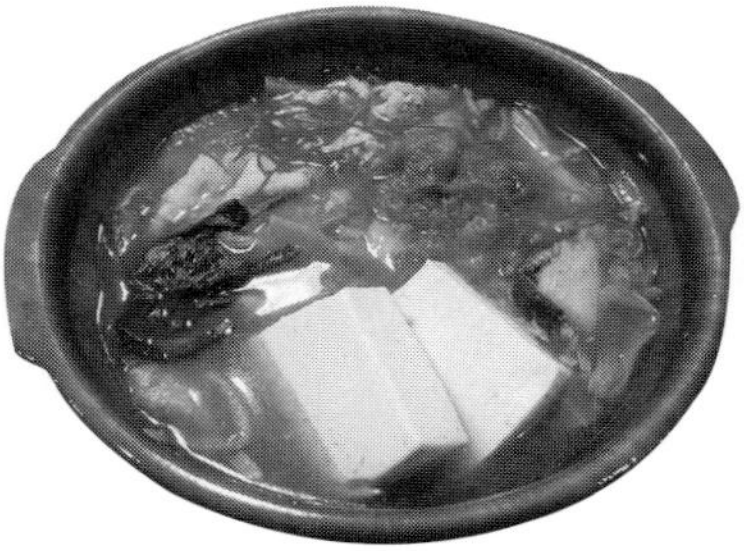

●スパイシーな食べ物で血流アップ
●熱いものを食べれば、呼吸も深まる

水タイプ…鹹味

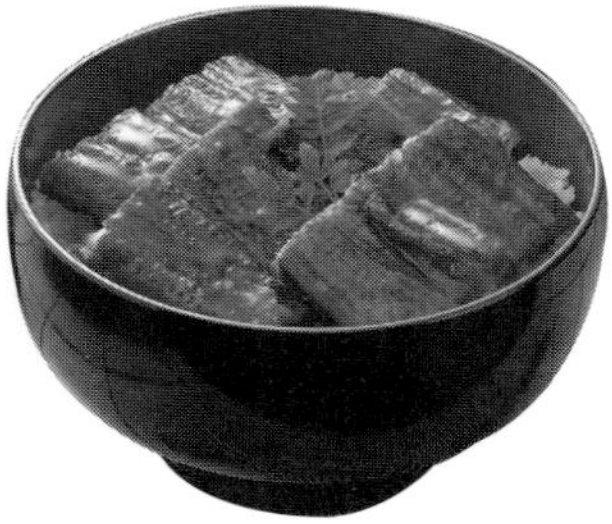

●塩分はスタミナ切れの特効薬
●ミネラル豊富な岩塩もおすすめ

48 自分に合った「ツボ」で疲労を撃退①
木タイプ＆土タイプ

疲れや不調をスッキリとる効果のある「ツボ」。ツボも食べ物と同じく、体質ごとに「効果の出やすいツボ」は違います。4タイプそれぞれ、影響下にある経絡が違うからです。

木タイプは「肝経」と深くかかわる体質です。肝経は、足の内側にツボが集中しています。対して、土タイプは「脾経」。お腹のさまざまな症状に合わせてツボを押しましょう。

【木タイプのおすすめツボ＆効く症状】

- **大敦《だいとん》→側頭部痛、イライラ**
- **行間《こうかん》→痛風《つうふう》、不正出血**
- **太衝《たいしょう》→眼精疲労、肝臓疾患《しっかん》**
- **中封《ちゅうほう》→ストレス、冷えによる腰痛**
- **曲泉《きょくせん》→手足が冷えて頭がのぼせたとき**

【土タイプのおすすめツボ＆効く症状】

- **隠白《いんぱく》→お腹が張る**
- **公孫《こうそん》→便秘、飲酒後の下痢**
- **太白《たいはく》→消化器系全般の不調**
- **商丘《しょうきゅう》→動悸、お腹の冷え**
- **陰陵泉《いんりょうせん》→食欲不振、腰痛**

タイプ別 疲れに効く「ツボ」①

木タイプに効く「ツボ」

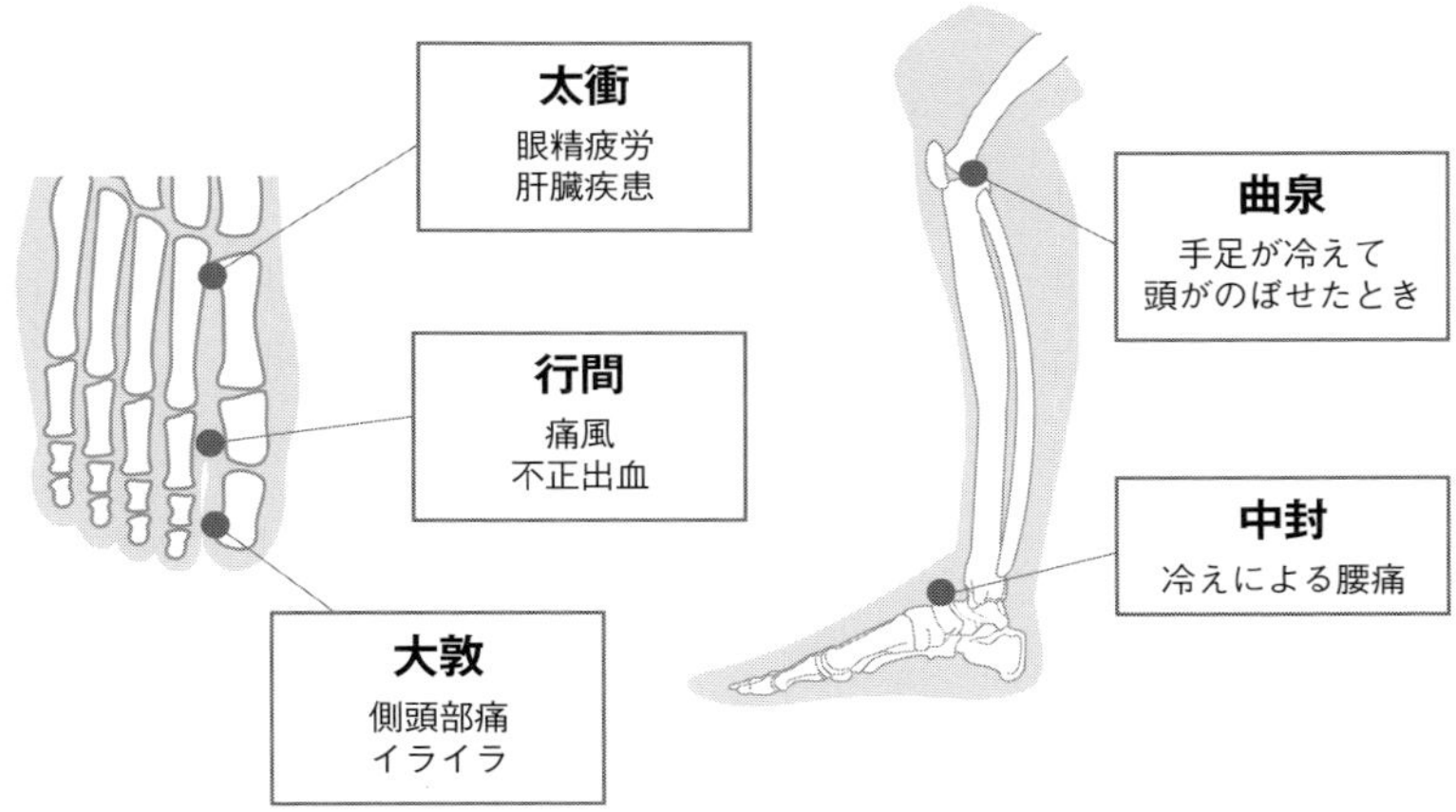

土タイプに効く「ツボ」

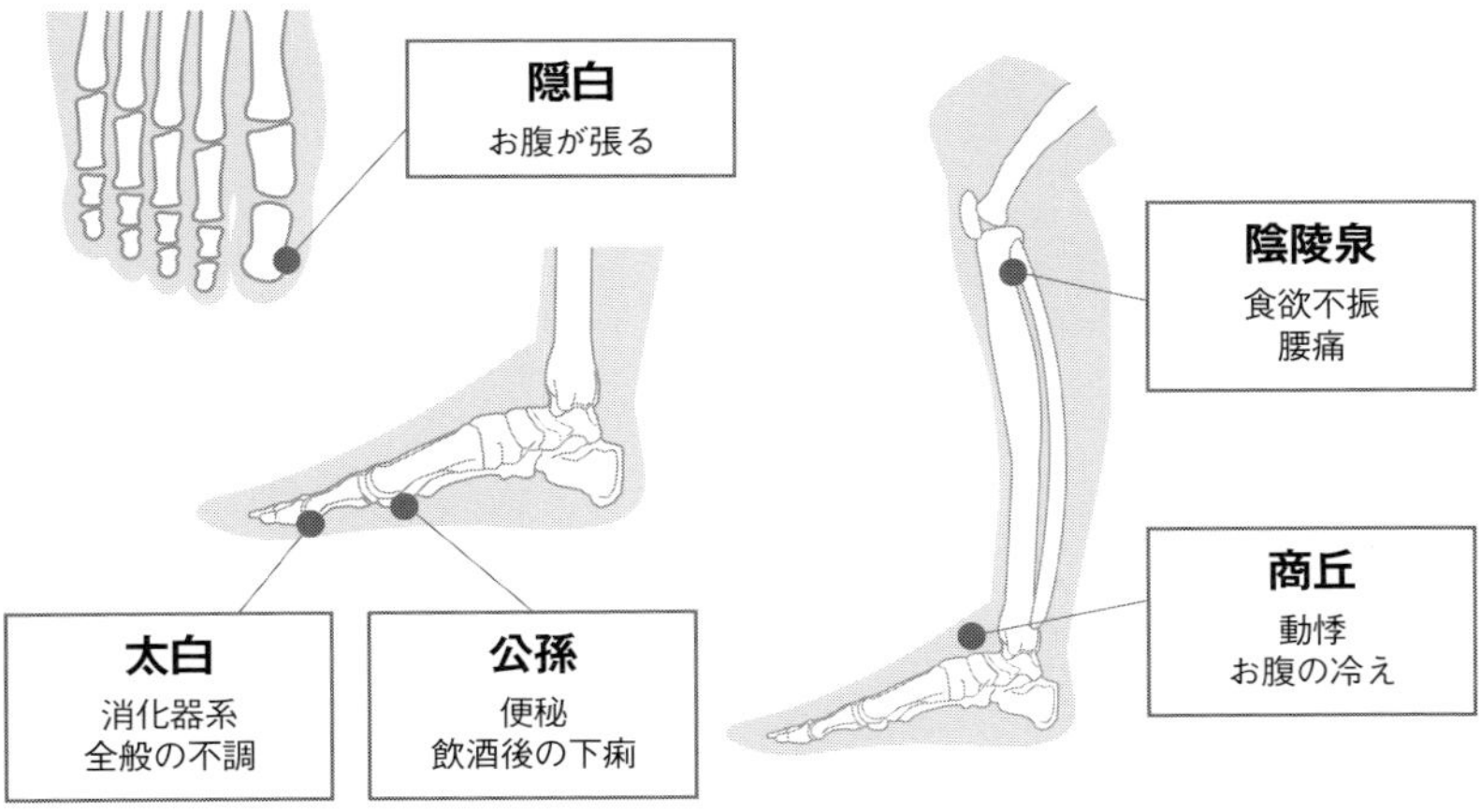

49 自分に合った「ツボ」で疲労を撃退②　金属タイプ&水タイプ

ほかの3タイプでは「足」のツボを紹介していますが、金属タイプだけは「手」のツボ押しがおすすめ。

金属タイプは肺経の影響下にあり、肺経のツボは手首のあたりに集中しているからです。

水タイプは「老化」の兆候が出やすい体質とあって、加齢によって感じる疲労感に効くツボが多々あります。水タイプに限らず、「最近、年を感じる」という方ならどなたでもおすすめです。

【金属タイプのおすすめツボ&効く症状】

- **少商《しょうしょう》→のどの痛み、頭がぼーっとする**
- **魚際《ぎょさい》→のどの痛み、咳《せき》**
- **太淵《たいえん》→寒気**
- **経渠《けいきょ》→喘息《ぜんそく》、痔《じ》**
- **尺沢《しゃくたく》→痰《たん》**

【水タイプのおすすめツボ&効く症状】

- **湧泉《ゆうせん》→便秘、高血圧**
- **然谷《ねんこく》→短期的な疲労、手足のほてり**
- **太渓《たいけい》→慢性的な疲労、足腰の冷え**
- **復溜《ふくりゅう》→動悸《どうき》**
- **陰谷《いんこく》→乾燥肌、前立腺肥大《ぜんりつせんひだい》**

タイプ別 疲れに効く「ツボ」②

金属タイプに効く「ツボ」

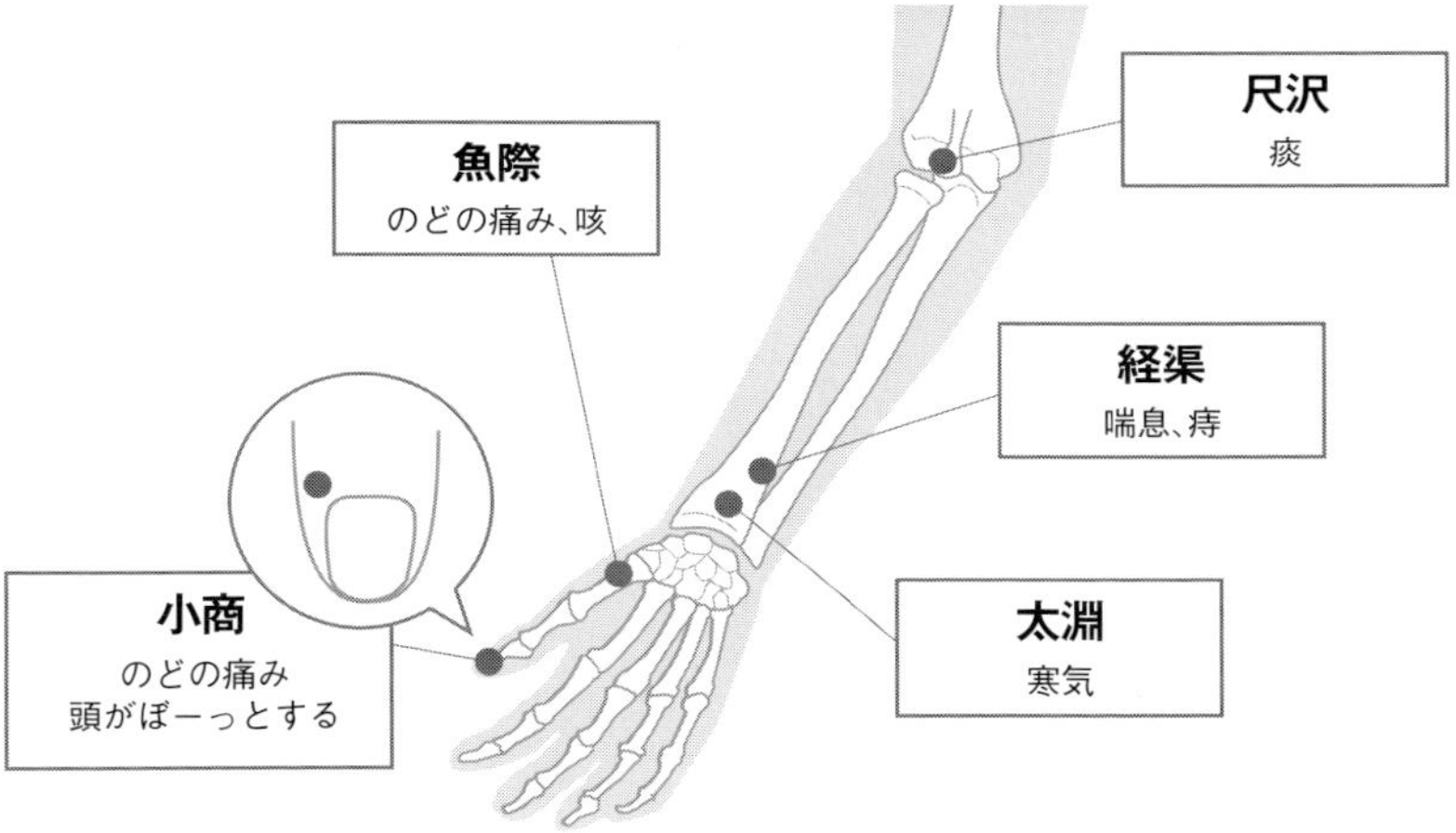

水タイプに効く「ツボ」

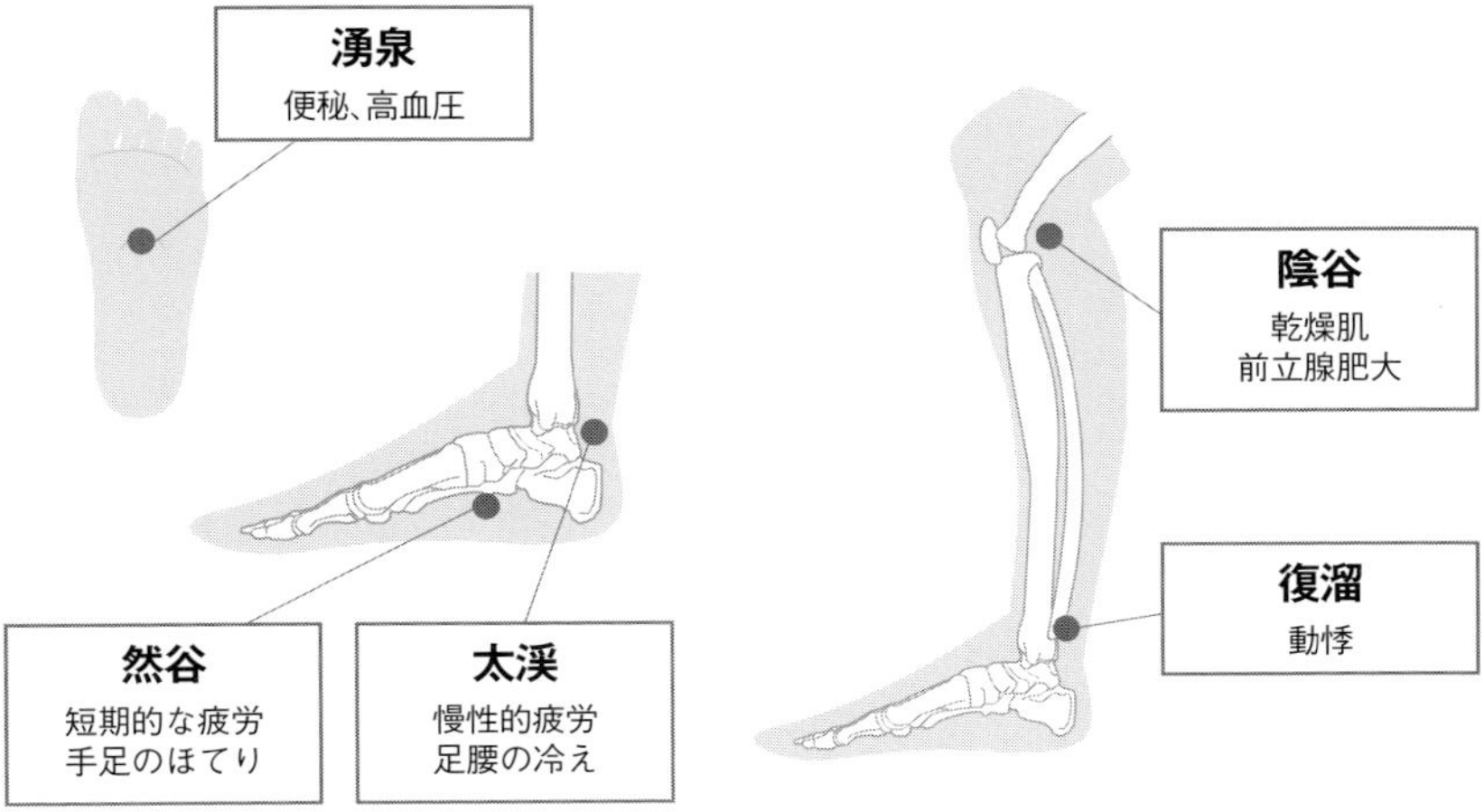

コラム

体質は生活習慣によって変えられる!?

「自分は水タイプだが、木タイプになりたい」などと、別の体質になりたいと思う人もいるでしょう。

しかしこれは実際のところ、かなり困難です。東洋医学の医師は、病気という陰陽の偏《かたよ》りをほどよいところに調整することはできますが、体質そのものを変えることはできません。

一方、この章の冒頭でお話しした通り、体質とは「持って生まれた体の特性」と、「環境や生活」が合わさってできたものです。先天的な要素は変えられませんが、後天的な生活習慣を変えれば、ある程度の変化は可能でしょう。

つまり、「運動には興味ナシだったけれど、何か簡単なスポーツを始めようかな」といった、「自分らしくない」ことをすればいいのです。

病気をきっかけに、これを実践した人もいます。

私の鍼灸院にいらしていたある薬剤師さんは典型的な「木」タイプ。持ち場を一人で切り回し、休憩もとらず、立ち詰めで働いていたそうです。

その末に、過労でダウン。それ以来「まだ頑張れる」と思ったときこそ休憩するという、木タイプらしくない生活習慣を取り入れたそう。

もちろん、これによってすぐに体質は変わらないでしょう。

2週間たてば脳にクセがついて習慣化すると言われますが、体質まで変えるとなると、何年にもわたる働きかけが必要です。

それまでは、「この体質は嫌だ」と嘆くよりも、折り合いをつけて過ごすのが一番です。

体質とはあくまで個性であり、どの体質がいい・悪いということではありません。個性を欠点と捉えるのは、ストレスを増やすモトです。

胃腸の弱い土タイプだからこそ、やさしい雑炊《ぞうすい》の味に心底癒しを感じられます。感情豊かな金属タイプだからこそ、いつもと違う風景を見て清新な気分になれます。

この体質ならではのフィールグッドがある――自分だけの喜びを、日々満喫しましょう。

著者紹介

中根　一（なかね・はじめ）

Google Japan前名誉会長・村上憲郎氏、「孫正義氏の右腕」と名高いSoft Bank Group株式会社CEOプロジェクト室長・三輪茂基氏、元世界銀行本部人事カウンセラー・中野裕弓氏、政治家や有名俳優、日本を代表するジャズミュージシャンなど、数多くのトップエグゼクティブやトップクリエイターの「お抱え鍼灸師」。

1970年生まれ。京都・四条烏丸「鍼灸Meridian烏丸」院長。ロート製薬「SmartCamp東京・うめきた」ケア鍼灸監修。鍼灸学術団体の中で、格式・規模ともに最大級である「経絡治療学会」の歴代最年少理事に就任した、日本の東洋医学の第一人者。

自身も最前線で診療に当たる傍ら、鍼灸学校などにおいて後進の育成にも積極的。「生き方を変える力を持つ」東洋医学の可能性についての講演は、全国から厚い支持を得ている。

主な著書に、『寝てもとれない疲れをとる本』（文響社）、『陰陽五行で京都を巡ろう』（王様文庫）などがある。

http://hajime-nakane.com/

装幀：池上幸一
装幀写真：TongRo／アフロ
本文デザイン：白石知美（株式会社システムタンク）
企画協力：ランカクリエイティブパートナーズ株式会社
編集協力：林加愛

図解
「しつこい疲れ」がスッキリ消える すごい！休息術

2018年8月31日　第1版第1刷発行

著者　中根　一
発行者　後藤淳一
発行所　株式会社ＰＨＰ研究所
東京本部　〒135-8137　江東区豊洲5-6-52
CVS制作部　☎03-3520-9658（編集）
普及部　☎03-3520-9630（販売）
京都本部　〒601-8411　京都市南区西九条北ノ内町11
PHP INTERFACE　https://www.php.co.jp/
組版　株式会社システムタンク
印刷所
製本所　図書印刷株式会社

ISBN978-4-569-84117-5

PHPの本

［図解］「食べない」健康法

石原結實 著

「1日2食」生活が、老化を防ぎ、免疫力を上げる！　少食がカラダにもたらすすごい効果と、実践方法をイラストや図とともに解説する。

定価　本体六八〇円
（税別）